口腔科多发病诊断与治疗

编著

张培培　王元元　王芳　何茂影

朱思超　郭学凤　张蕾　程春

吉林科学技术出版社

图书在版编目（CIP）数据

口腔科多发病诊断与治疗 / 张培培等编著. --长春：吉林科学技术出版社，2024. 5. --ISBN 978-7-5744-1669-7

Ⅰ. R78

中国国家版本馆CIP数据核字第2024LH3882号

口腔科多发病诊断与治疗

编　著	张培培　等	
出 版 人	宛　霞	
责任编辑	黄玉萍	
封面设计	济南睿诚文化发展有限公司	
制　版	济南睿诚文化发展有限公司	
幅面尺寸	170mm×240mm	
开　本	16	
字　数	222 千字	
印　张	12.875	
印　数	1~1500 册	
版　次	2024 年 5 月第 1 版	
印　次	2024 年 12 月第 1 次印刷	

出　版	吉林科学技术出版社
发　行	吉林科学技术出版社
地　址	长春市福祉大路5788 号出版大厦A 座
邮　编	130118
发行部电话/传真	0431-81629529　81629530　81629531
	81629532　81629533　81629534
储运部电话	0431-86059116
编辑部电话	0431-81629510
印　刷	廊坊市印艺阁数字科技有限公司

书　号	ISBN 978-7-5744-1669-7
定　价	74.00 元

《口腔科多发病诊断与治疗》编委会

2024 年 3 月

Foreword 前言

　　口腔疾病是口腔在外界理化因子的损害、病原的侵入、牙颌面发育异常，以及全身性疾病等情况下出现的病理现象。口腔疾病以发病率高、患病人群广、大众化为特点，成为世界上最为多发的一种疾病。其中牙病的发病率尤为显著，已被世界卫生组织列为继肿瘤、心脑血管发病率之后的第三位。随着各类口腔疾病发病率的增高和发病范围的增广，越来越多的人意识到了口腔疾病的危害性。口腔疾病带给患者的不仅仅是牙齿缺失或引发口臭这么简单，严重者甚至会引起口腔癌、脑梗死、脑脓肿、风湿或类风湿关节炎、皮肤病、肾炎等疾病。基于这一现状，特编写《口腔科多发病诊断与治疗》一书，本书旨在介绍现阶段临床常见口腔疾病的诊疗，分享口腔科专家的经验。

　　本书以提高广大临床口腔科医师业务水平为宗旨，对医务人员临床诊断、治疗工作的重点、难点进行具体介绍，使诊疗行为有章可循、有据可依。首先介绍了口腔科基础知识，包括口腔颌面部的发育、口腔疾病常见临床症状、口腔科常用检查技术等，后对龋病、牙髓病、牙周病等常见口腔科疾病进行了详细阐述。本书在阐述口腔科常见疾病的发病机制、临床表现、诊断要点、治疗原则与治疗方法等的同时，增加了近年国内外一些成熟的新知识和新技术，并且采用了不少临床图片，使其切合临床，体现其实用性和参考价值。本书结构严谨、层次分明、内容新颖、专业度高，可供临床口腔科医师、口腔专业学生参考使用。

鉴于编者水平有限,加之时间仓促,书中难免存在不足之处,希望各位读者不吝赐教、批评指正,共同为口腔医学发展作出贡献。

《口腔科多发病诊断与治疗》编委会
2024 年 3 月

Contents **目录**

口腔颌面外科学

就是称为耳区面上，它们分别遗留面部、鼻、鼻外、眼水、眼
部和唇。(四)面部发育

第一章　口腔颌面部的发育

第一节　神经嵴、鳃弓和咽囊

一、神经嵴的分化

在胚胎发育的第 3 周,三胚层胚盘已经形成。发育中的脊索和邻近的间充质诱导其表面的外胚层形成神经板。神经板在发育中,其柱状细胞变为上窄下宽的楔形,使神经板的外侧缘隆起,神经板的中轴处形成凹陷,称神经沟;隆起处称神经褶。神经褶的顶端与周围外胚层交界处称神经嵴。在胚胎第 4 周,两侧神经褶在背侧中线汇合形成神经管的过程中,位于神经嵴处的神经外胚层细胞未进入神经管壁,而是离开神经褶和外胚层进入中胚层,这部分细胞即神经嵴细胞。它们位于神经管和表面外胚层之间,形成沿胚胎头尾走向的细胞带,以后分为两条细胞索,列于神经管背外侧。

胚胎第 4 周,神经嵴细胞发生广泛的迁移,衍化成机体不同的细胞,并形成许多重要组织成分。它们分化成的组织及细胞如下。

(一)神经组织

施万细胞、面神经的膝状节、舌咽神经上节和迷走神经颈节,与第 V、Ⅶ、Ⅸ、Ⅹ 对脑神经相联系的自主神经节、神经节内神经元周围的卫星细胞、脑膜。

(二)内分泌组织

甲状腺的降钙素细胞、颈动脉体的化学感受器细胞和颈动脉窦的压力感受器细胞。此外,神经嵴细胞还可能分化成垂体的 ACTH 和 MSH 细胞。

(三)软、硬结缔组织

迁移至头面部的神经嵴细胞形成该区的大部分结缔组织,所以这些结缔组

1

织又称外胚间叶组织,它们包括面部的骨、软骨、牙本质、牙骨质、牙髓、牙周膜等。

(四)皮肤组织

皮肤及黏膜的黑色素细胞、真皮。

神经嵴的分化和迁移过程中容易受到内、外因素的影响而发生异常。

二、鳃弓及咽囊的分化

在胚胎第 4 周时,原始咽部的间充质迅速增生,形成对称、背腹走向的 6 对柱状隆起,称鳃弓。由头至尾端依次发生,第一对鳃弓与面部发育关系密切,称下颌弓。第二对与舌的发育有关,称舌弓。第一对和第二对鳃弓生长较快并在中线联合,第三、四、五对鳃弓由于中线处有发育中的心脏而未达到中线。相邻的鳃弓之间有浅沟,在体表侧者称鳃沟,在咽侧者称咽囊。鳃弓和鳃沟的外表面被覆外胚层,咽侧除第一鳃弓被覆外胚层外,由内胚层被覆。鳃弓内部中央为原始中胚层轴心,周围有迁移来的神经嵴细胞围绕。在鳃弓内部将逐渐分化出肌肉、神经、软骨、血管等。

第二鳃弓生长速度快,朝向胚胎的尾端,覆盖了第二、三、四鳃沟和第三、四、五鳃弓并与颈部组织融合。被覆盖的鳃沟与外界隔离,形成一个暂时的由外胚层覆盖的腔,称颈窦。颈窦在以后的发育中消失;在发育过程中,如果某些原因造成颈窦未消失,就会形成颈部囊肿。如果囊肿与外部相通,即形成鳃瘘,其开口可位于颈部胸锁乳突肌前缘任何部位。少见情况下,开口可位于扁桃体隐窝处或在颈部和扁桃体处双开口。第一鳃沟和第一、二鳃弓发育异常时,可在耳屏前方形成皮肤的狭窄盲管或点状凹陷。此种异常多为先天性,称先天性耳前窦道。如果此盲管继续向深部延长,与鼓室相通,即为耳前瘘管。

第二节　面部的发育

一、面部的发育过程

面部发育包括面突的分化及面突的融合。在胚胎第 3 周,发育中的前脑生长迅速,其下端出现了一个突起,称额鼻突。额鼻突的下方是下颌突,即第一鳃弓。两侧的下颌突迅速生长并在中线联合。在胚胎第 4 周,下颌突两侧上方区域的间充质细胞增殖活跃,长出两个分支状突起,称上颌突。此时在额鼻突、上颌突和下颌突的中央形成一个凹陷,称为口凹或原口,即原始口腔。口凹的深部与前肠相接,两者之间有一薄膜即口咽膜相隔,此膜来自胚胎早期的索前板,由内、外两胚层构成。

在胚胎第3周末,在口咽膜前方口凹顶端正中出现一个囊样内陷,称拉特克囊,此囊不断加深,囊中的外胚层细胞增生并向前脑腹侧面移动,分化成腺垂体细胞,拉特克囊此后退化消失。此囊的残余可发生颅咽管瘤。

在胚胎第4周,口咽膜破裂,口腔与前肠相通。同时,额鼻突末端两侧的外胚层上皮出现椭圆形局部增厚区,称嗅板或鼻板。鼻板由于细胞增生,边缘隆起,特别是在其外侧缘,隆起更明显,使鼻板中央凹陷,称鼻凹或嗅窝。这样,嗅窝将额鼻突分成3个突起:两个嗅窝之间的突起称中鼻突;嗅窝两侧的两个突起称侧鼻突。侧鼻突由于嗅凹的出现,迅速向前方增生,几乎与中鼻突持平。鼻凹将来发育成鼻孔;鼻板细胞形成鼻黏膜及嗅神经上皮。

胚胎第5周,中鼻突生长迅速,其末端出现两个球形突起,称球状突。面部即由上述突起发育而来。

面部突起是由于面部外胚层间叶细胞的增生和基质的聚集而形成的,表面被覆以外胚层。突起之间为沟样凹陷。随着面部的进一步发育,突起之间的沟就会随着面突的生长而变浅、消失,此为面突的联合;有的突起和突起之间在生长过程中发生表面外胚层相互接触、破裂、退化、消失,进而达到面突的融合。在胚胎第6周,面部的突起一面继续生长,一面与相邻或对侧的突起联合。两个球状突在中线处联合,形成人中;球状突与同侧的上颌突联合,形成上唇,其中球状突形成上唇的近中1/3部分,上颌突形成远中2/3部分;侧鼻突与上颌突形成鼻梁的侧面、鼻翼和部分面颊。上颌突和侧鼻突之间的沟称鼻泪沟,以后分化成鼻泪管;上颌突和下颌突由后向前联合,形成面颊部,其联合的终点即口裂的终点(口角)。下颌突在中线联合形成下唇、下颌软组织、下颌骨和下颌牙齿。额鼻突形成额部软组织及额骨;中鼻突形成鼻梁、鼻尖、鼻中隔、附有上颌切牙的上颌骨(前颌骨)及邻近的软组织;侧鼻突形成鼻侧面、鼻翼、部分面颊、上颌骨额突和泪骨;上颌突形成大部分上颌软组织、上颌骨、上颌尖牙和磨牙。

胚胎第7~8周,面部各突起已完成联合,颜面各部分初具人的面形。此时,鼻宽而扁,鼻孔朝前,彼此分离较远;两眼位于头的外侧,眼距较宽。胎儿期的颜面进一步生长,主要是面部正中部分向前生长,面部垂直高度增加,鼻梁抬高,鼻孔向下并相互接近,鼻部变得狭窄。由于眼后区的头部生长变宽,使两眼由两侧移向前方,近似成人的面形。

综上所述,面部的发育来自第一鳃弓和额鼻突衍化出的面突,它们是额鼻突衍化出的一个中鼻突(包括球状突)和两个侧鼻突;第一鳃弓即两个下颌突及其衍化出来的两个上颌突。

二、面部的发育异常

各种致畸因子可影响面突的生长和发育,使其生长停止或减缓,导致面突不能如期联合而形成面部畸形。面部的发育畸形主要发生在胚胎第 6～7 周的面突联合期,常见的有唇裂、面裂等。

(一)唇裂

唇裂多见于上唇,是由于球状突和上颌突未联合或部分联合所致。此种唇裂发生在唇的侧方,可以是单侧的,也可以是双侧的,单侧者较多。依病变程度可分为完全性和不完全性两种。前者从唇红至前鼻孔底部完全裂开;后者最轻微的只在唇红缘有一小切迹。由于唇的发育与前颌骨及腭的发育有关,这种唇裂常伴有切牙和尖牙之间的颌裂及腭裂。两侧球状突中央部分未联合或部分联合形成上唇正中裂;两侧下颌突在中线处未联合则形成下唇裂,这两种唇裂罕见。

唇裂的发生可能是面部发育异常性综合征的一部分,此种唇裂占全部唇裂的 10%,称综合征性唇裂;而多数唇裂则与确定的综合征无关,称非综合征性唇裂。

(二)面裂

面裂较唇裂少见得多。上颌突与下颌突未联合或部分联合,将发生横面裂,裂隙可自口角至耳屏前。较轻微者可为大口畸形;如联合过多则形成小口畸形。上颌突与侧鼻突未联合将形成斜面裂,裂隙自上唇沿着鼻翼基部至眼睑下缘。还有一种极少见的情况,因侧鼻突与中鼻突之间发育不全,在鼻根部形成纵行的侧鼻裂。

第三节　腭部的发育

一、腭部的发育过程

胚胎早期,原始鼻腔和口腔是彼此相通的,腭的发育使口腔与鼻腔分开。

前腭突来自中鼻突的球状突。在胚胎第 4 周末,额鼻突下端出现了鼻板,继而发育为鼻凹。其外侧为侧鼻突。在胚胎第 6 周时,由于侧鼻突、上颌突向中线方向生长,将中鼻突的两个球状突向中线推移,并使其相互联合,使鼻凹外口不断抬高,变成了一个盲囊,称嗅囊。以后由于嗅囊深部各突起联合部位的上皮变性,嗅囊延长,最后与口腔相通。此时,在嗅窝下方,球状突在与对侧球状突及上颌突联合过程中,不断向口腔侧增生,形成了前腭突。前腭突将形成前颌骨和上颌切牙。

在胚胎第 6 周末,从两个上颌突的口腔侧中部向原始口腔内各长出一个突起,称侧腭突或继发腭。最初侧腭突向中线方向生长,但此时由于舌的发育很快,形态窄而高,几乎完全充满了原始口鼻腔,并且与发育中的鼻中隔接触,所以侧腭突很快即向下或垂直方向生长,位于舌的两侧。

胚胎第 8 周,下颌骨长度和宽度增加,头颅由于发育向上抬高,以及侧腭突内的细胞增殖等因素使舌的形态逐渐变为扁平,位置下降;侧腭突发生向水平方向的转动并向中线生长。至胎儿第 9 周时,侧腭突与前腭突自外向内、向后方逐渐融合。前腭突和侧腭突融合的中心留下切牙管或鼻腭管,为鼻腭神经的通道。切牙管的口腔侧开口为切牙孔,其表面有较厚的黏膜覆盖,即切牙乳头。同时,左、右侧腭突在中线处自前向后逐渐融合,并与向下生长的鼻中隔融合。最后,接触部位的上皮和基底膜破裂,两个突起的间充质融为一体。残存的上皮部分退化、被吞噬,部分可残留在腭部融合线处。

二、腭部的发育异常

(一)腭裂

腭裂为一侧侧腭突、对侧侧腭突及鼻中隔未融合或部分融合的结果。腭裂可发生于单侧,也可发生于双侧。80%的腭裂患者伴有单侧或双侧唇裂。腭裂也常伴有颌裂。腭裂的程度,轻者可仅为腭垂裂,重者从切牙孔至腭垂全部裂开。

(二)颌裂

颌裂可发生于上颌,也可发生于下颌,但上颌裂较常见,为前腭突与上颌突未能联合或部分联合所致,常伴有唇裂或腭裂。下颌裂为两侧下颌突未联合或部分联合的结果。

在腭突的融合缝隙中,有时有上皮残留,可发生发育性囊肿,如鼻腭囊肿、正中囊肿。

第四节 舌 的 发 育

一、舌的发育过程

舌发育自第一、二、三鳃弓形成的隆起。在胚胎第4周时,两侧第一、二鳃弓在中线处联合。此时,在下颌突的原始口腔侧,内部的间充质不断增生,形成三个膨隆的突起。其中两侧两个对称的隆起体积较大,称侧舌隆突;在侧舌隆突稍下方中线处为一个小突起,称奇结节。在第6周,侧舌隆突生长迅速,很快越过奇结节,并在中线联合,形成舌的前2/3,即舌体。奇结节由于被侧舌隆突所覆盖,仅形成盲孔前舌体的一小部分或退化消失,不形成任何结构。同时,在第二、三、四鳃弓的口咽侧,奇结节的后方,间充质增生形成一个突起,称联合突,主要由第三鳃弓形成。以后,联合突向前生长并越过第二鳃弓,与舌的前2/3联合,形成舌的后1/3,即舌根。联合线处形成一个浅沟,称界沟。舌体表面被覆外胚层上皮,舌根表面被覆内胚层上皮。界沟所在部位就是口咽膜所在的位置。

甲状腺发育自奇结节和联合突之间中线处的内胚层上皮。胚胎第4周,此部位上皮增生,形成管状上皮条索,称甲状舌管。甲状舌管增生至颈部甲状软骨下,迅速发育成甲状腺。胚胎第6周甲状舌管逐渐退化,与舌表面失去联系。但在其发生处的舌背表面留下一浅凹,即舌盲孔,位于界沟的顶端。

二、舌的发育异常

如侧舌隆突未联合或联合不全,可形成分叉舌,罕见。

在舌盲孔前方,有时可见小块菱形或椭圆形红色区域,此区域的舌乳头呈不同程度的萎缩,称为正中菱形舌。

甲状腺的早期发生过程中,从甲状腺始基形成甲状舌管至甲状软骨要经历一个下降过程。如在下降过程中发生停滞,则形成异位甲状腺。常见于舌盲孔附近的黏膜下、舌肌内,也可见于舌骨附近或胸部。多数异位甲状腺位于中线上,少数可偏离中线甚至偏离较远。如在下降过程中只有部分甲状腺始基滞留,则形成异位甲状腺组织,可出现在喉、气管、心包等处。如甲状舌管未退化,其残留部分可形成甲状舌管囊肿。

第五节 牙 的 发 育

牙的发育是一个连续的过程,包括牙胚的发生、组织形成和萌出。这一过程不仅发生在胚胎生长期,而且可持续到出生之后。

一、牙胚的发生和分化

(一)牙胚的形成过程

胚胎第 5 周,在未来的牙槽突区,深层的外胚层间充质组织诱导原口腔的上皮增生,开始仅在上、下颌弓的特定点上皮局部增生,依照颌骨的外形形成一马蹄形上皮带,称为原发性上皮带。这一上皮带继续向深层生长,并分裂为两个:向颊(唇)方向生长的上皮板称为前庭板,位于舌(腭)侧的上皮板称为牙板。

牙板向深层的结缔组织内延伸,其末端细胞增生,进一步发育成牙胚。牙胚由三部分组成:①成釉器,起源于口腔外胚层,形成釉质;②牙乳头,起源于外胚层间充质,形成牙髓和牙本质;③牙囊,起源于外胚层间充质,形成牙骨质、牙周膜和固有牙槽骨。

(二)牙胚各部分的分化及结构特点

1.成釉器的发育

在牙胚发育中,成釉器首先形成。成釉器的发育分为 3 个时期。

(1)蕾状期:牙板最末端 20 个定点上,上皮细胞迅速增生,形成圆形或卵圆形的上皮芽,形状如花蕾,这是乳牙早期的成釉器。其构成细胞类似基底细胞,呈立方或矮柱状。上皮周围的外胚层间充质细胞增生,包绕上皮芽,但未见细胞的分化。在牙弓的每一象限内,最先发生的成釉器有 4 个,即乳切牙、乳尖牙、第一乳磨牙和第二乳磨牙,在胚胎的第 10 周发生。

(2)帽状期(增殖期):上皮芽继续生长,体积逐渐增大,其周围的外胚层间充质细胞密度增加,形成一细胞凝聚区。上皮芽基底部向内凹陷,形状如帽子。该上皮具有形成釉质的功能,称为帽状期成釉器。此期成釉器分化为 3 层细胞,即外釉上皮层、内釉上皮层和星网状层。成釉器下方的球形细胞凝聚区称为牙乳头,将来形成牙本质和牙髓。包绕成釉器和牙乳头边缘的外胚层间充质细胞,密集成结缔组织层,称为牙囊,将来形成牙支持组织。成釉器、牙乳头和牙囊共同

7

形成牙胚。

(3)钟状期(组织分化和形态分化期):成釉器长大,上皮凹陷加深,形似吊钟,称为钟状期成釉器。其凹面的形状已被确定,如前牙成釉器的凹面为切牙形态,后牙则为磨牙形态。相似的上皮细胞团分化为形态和功能各不相同的细胞成分,这时细胞分化为4层:①外釉上皮层。成釉器的周边是一单层立方状细胞,称外釉上皮,借牙板与口腔上皮相连。外釉上皮与内釉上皮相连处称为颈环。外釉上皮细胞的细胞质少,含有游离核糖体、少量的粗面内质网和线粒体,以及少量散在的微丝。细胞间有连接复合体。钟状期晚期,当釉质开始形成时,平整排列的上皮形成许多褶,邻近牙囊的间充质细胞进入褶之间,内含毛细血管,为成釉器旺盛的代谢活动提供丰富的营养。②内釉上皮层。由单层上皮细胞构成,并整齐排列在成釉器凹面的基底膜上,与牙乳头相邻,以半桥粒将细胞固定在基底板上。在相邻的内釉细胞之间,连接复合体在细胞的近中和远中包绕细胞。从牙颈部到牙尖,细胞分化程度各异。内釉细胞开始是矮柱状,到分化成熟时呈高柱状,这时称为成釉细胞。该细胞高达 $40\ \mu m$,直径 $4\sim5\ \mu m$,与中间层细胞以桥粒相连。在分泌活动开始前,细胞器重新定位,即细胞核远离基底膜;高尔基复合体体积增大,从细胞的近端向远端移动,大部分位于细胞核的侧面和细胞的中心;粗面内质网数量明显增加;线粒体集中在细胞的近中端,少数分散在细胞其他部位。在成釉细胞中主要细胞器位于细胞核远端。③星网状层。位于内、外釉上皮之间,为星形,有长的突起,细胞之间以桥粒相互连接成网状,故称星网状层。星形细胞通常具有细胞器,但数量稀少,并以桥粒与外釉细胞和中间层细胞相连接。随着细胞间液体增加,体积增大,占据成釉器体积的大部分。细胞间充满富有蛋白的黏液样液体,对内釉上皮细胞有营养和缓冲作用,以保护成釉器免受损害。当釉质形成时,该层细胞萎缩,外釉细胞层与成釉细胞之间距离缩短,便于牙囊中的毛细血管输送营养。④中间层。内釉上皮和星网状层之间的2~3层扁平细胞,细胞核卵圆或扁平状。该层细胞具有高的碱性磷酸酶活性,与釉质形成有关。

钟状期牙胚可出现一些暂时性的结构,即釉结、釉索和釉龛。这些结构不是每个牙胚必须存在的或同时出现的。釉结是在牙胚中央,内釉上皮局部的增厚,往往与釉索相连续。釉索是由釉结向外釉上皮走行的一条细胞条索,似乎将成釉器一分为二。釉龛是由于片状的牙板向内凹陷形成腔隙,其内充满结缔组织。在组织切片上,表现为有2个上皮条索与口腔上皮相连。

2.牙乳头

牙乳头细胞为未分化间充质细胞,其间分散有少量微细的胶原纤维。在钟状期,成釉器凹陷部包围的外胚层间充质组织更多,并出现细胞分化。在内釉上皮的诱导下,牙乳头外层细胞分化为高柱状的成牙本质细胞。这些细胞在切缘或牙尖部为柱状,在牙颈部细胞尚未分化成熟,为立方状。牙乳头是决定牙形状的重要因素。例如,将切牙的成釉器与磨牙的牙乳头重新组合,结果形成磨牙;与此相反,切牙的牙乳头与磨牙成釉器重新组合,结果形成切牙。牙乳头还可以诱导非牙源性的口腔上皮形成成釉器。

3.牙囊

成釉器的外周,外胚层间充质组织呈环状排列,更多的胶原纤维充满于牙囊成纤维细胞之间,并环绕着成釉器和牙乳头底部。牙囊中含有丰富的血管,以保证组织形成所需的营养。在乳牙胚形成后,在牙胚舌侧,从牙板游离缘下端形成新的牙蕾,并进行着上述相同的发育过程,形成相应的恒牙胚。在乳磨牙牙胚形成之后,牙板的远中端继续向远中生长,第一磨牙的成釉器从牙板后方的游离端向远中生长而形成。牙板向远中增生延长,与上、下颌弓的长度相协调,并对下颌升支的发育和上颌结节处恒牙胚的发生起重要作用。第一恒磨牙的牙胚是在胚胎的第4个月形成;第二恒磨牙的牙胚在出生后1年形成;第三恒磨牙牙胚的形成是在4～5岁。牙胚的活动期从胚胎发育第6周开始,持续到出生后第4年,整个活动期5年的时间。

4.牙板的结局

在帽状期时牙板与成釉器有广泛的联系,到钟状期末牙板被间充质侵入而断裂,并逐渐退化和消失,成釉器与口腔上皮失去联系。有时残留的牙板上皮,以上皮岛或上皮团的形式存在于颌骨或牙龈中。由于这些上皮细胞团类似于腺体,又称为 Serres 腺或 Serres 上皮剩余。婴儿出生后不久,偶见牙龈上出现针头大小的白色突起,即为上皮珠,俗称"马牙子",可自行脱落。在某些情况下,残留的牙板上皮可成为牙源性上皮性肿瘤或囊肿的起源。

二、牙体、牙周组织的形成

牙硬组织的形成从生长中心开始。前牙的生长中心位于切缘和舌侧隆突的基底膜上,磨牙的生长中心位于牙尖处。

(一)牙本质的形成

在钟状期的晚期,牙本质首先在生长中心处形成,然后沿着牙尖的斜面向牙颈部扩展,直至整个牙冠部牙本质完全形成。在多尖牙中,牙本质独立地在牙尖部呈圆锥状一层一层有节律地沉积,最后互相融合,形成后牙冠部牙本质。

牙本质的形成是由成牙本质细胞完成的。当成釉细胞分化成熟后,对牙乳头产生诱导作用。邻近无细胞区的未分化间充质细胞迅速增大,先分化为前成牙本质细胞,然后分化为成牙本质细胞,具备合成蛋白质的功能。此外,在这些细胞之间,还形成广泛的连接复合体和缝隙连接。这一结构有控制细胞外物质(如钙、磷离子)进入细胞内的作用。

成牙本质细胞分化之后,开始形成牙本质的有机基质。由成牙本质细胞合成Ⅰ型胶原分泌到牙乳头的基质中。最先分泌到细胞外的胶原纤维比较粗大(直径 $0.1\sim0.2~\mu m$),分布在基底膜下的基质中,纤维与基底膜垂直。这些大的纤维与基质共同形成最早的牙本质基质,即罩牙本质。由于成牙本质细胞体积增大,细胞外间隙消失,细胞向基底膜一侧伸出短粗的突起,同时细胞体向牙髓中央移动,在其后留下细胞质突埋在基质中,形成成牙本质细胞突起。有的突起能伸入基底膜中,形成釉梭。共同形成最早的牙本质基质,即罩牙本质。

在成牙本质细胞突起形成的同时,细胞质中出现一些膜包被的小泡,称为基质小泡,并分泌到大的胶原纤维之间。在细胞外小泡中磷灰石以单个晶体形式存在,以后晶体长大,小泡破裂,泡内晶体成簇地分散在突起的周围和牙本质基质中。晶体继续长大并互相融合,最后形成矿化的牙本质。

牙本质的矿化形态主要是球形矿化。磷灰石晶体不断生长,形成钙球。钙球进一步长大融合形成单个钙化团。这种矿化形态多位于罩牙本质下方的髓周牙本质中。偶尔在该处球形钙化团不能充分融合,而存留一些小的未矿化基质,形成球间牙本质。在牙本质形成中,矿物质沉积晚于牙本质有机基质的形成,因此在成牙本质细胞层与矿化的牙本质间总有一层有机基质,称为前期牙本质。

罩牙本质形成后,则继续形成原发性生理性牙本质,即髓周牙本质。罩牙本质的有机基质是由成牙本质细胞形成的,基质的胶原纤维粗大,而髓周牙本质基质的胶原纤维比较少,互相交织并与小管垂直。成牙本质细胞不再产生基质小泡,牙本质基质是以各种晶核化过程进行矿化。另外成牙本质细胞向有机基质分泌脂质、磷蛋白、磷脂和γ-羟基谷氨酸蛋白。其中磷蛋白仅在髓周牙本质中存在,与矿化相关。髓周牙本质不断地在罩牙本质表面沉积,构成牙体的大部分。

在牙冠发育和牙萌出期间,牙本质每天沉积 $4~\mu m$。当牙萌出后,牙本质的沉积减少到每天 $0.5~\mu m$。每天新形成的牙本质基质与先前形成的基质之间,显微镜下可见明显的线,称生长线。

(二)釉质的形成

当牙本质形成后,内釉上皮细胞分化为有分泌功能的成釉细胞,并开始分泌釉质基质。釉质蛋白首先在细胞的粗面内质网合成,在高尔基复合体浓缩和包装成膜包被的分泌颗粒。这些颗粒移动到细胞的远端,释放到新形成的罩牙本质表面。磷灰石晶体无规律地分散在这一层基质中,成为釉质中最内一层无釉柱釉质,厚 8 μm。该层釉质形成后,成釉细胞开始离开牙本质表面,在靠近釉质牙本质界的一端形成一短的圆锥状突起,称为托姆斯突。突起与细胞体之间有终棒和连接复合体,突起中含有初级分泌颗粒和小泡,而细胞体仍含有丰富的合成蛋白质的细胞器。新分泌的釉质基质以有机成分为主,矿物盐仅占矿化总量的 30%。

每根釉柱由 4 个成釉细胞参与形成,一个成釉细胞形成釉柱的头部,三个相邻的细胞形成颈部和尾部,使釉柱呈乒乓球拍状。成釉细胞与其所形成的釉柱成一角度,每个细胞的突起伸入到新形成的釉质中,在光镜下成釉细胞和釉质表面交界处呈锯齿状,托姆斯突位于这些凹陷之中。

当釉质形成后,基质很快矿化。小的磷灰石晶体,其直径和长度迅速增加。新形成的釉质中,磷灰石晶体短,细小如针形,而且稀少。在成熟的釉质中,晶体的体积增大,呈板条状,数量增多。

釉质的矿化方式是一方面矿物质沉积到基质中,另一方面水和蛋白质从釉质中被吸收,如此反复交替,使釉质最后达到 96% 的矿化程度。

釉质发育过程中,随着釉质基质不断沉积,牙冠体积也在增大;釉质在牙尖部和牙颈部不断形成,使牙冠的高度和长度增加。在后牙,牙尖之间的内釉上皮细胞分裂增殖,使牙尖间的距离增加,牙冠的体积增大。从牙本质形成开始,到釉质完全形成,牙冠体积增大了 4 倍。在牙冠形成后,成釉细胞变短,细胞器数量减少,在釉质表面分泌一层无结构的有机物薄膜,覆盖在牙冠表面上,称为釉小皮。细胞通过半桥粒与釉小皮连接。

釉质发育完成后,成釉细胞、中间层细胞和星网状层与外釉上皮细胞结合,形成缩余釉上皮覆盖在釉小皮上。当牙萌出到口腔中后,缩余釉上皮在牙颈部形成牙龈的结合上皮。

(三)牙髓的形成

牙乳头是产生牙髓的原始组织,当牙乳头周围有牙本质形成时才称作牙髓。牙乳头除底部与牙囊相接外,四周被形成的牙本质所覆盖。牙乳头的未分化间充质细胞分化为星形纤维细胞,即牙髓细胞。随着牙本质不断地形成,成牙本质细胞向中心移动,牙乳头的体积逐渐减少,等到原发性牙本质完全形成,余留在髓腔内的多血管的结缔组织即为牙髓。这时,有少数较大的有髓神经分支进入牙髓,交感神经也随同血管进入牙髓。

(四)牙根的形成及牙周组织的发育

1.牙根的形成

当牙冠发育即将完成时,牙根开始发育。内釉和外釉上皮细胞在颈环处增生,向未来的根尖孔方向生长,这些增生的上皮呈双层,无星网状层和中间层细胞,称为上皮根鞘。上皮根鞘的内侧面包围着牙乳头细胞,上皮根鞘的外面被牙囊细胞包绕。被上皮根鞘包进的牙乳头细胞也向根尖增生,其外层细胞与上皮细胞基底膜接触,分化出成牙本质细胞,进而形成根部牙本质。上皮根鞘继续生长,离开牙冠向牙髓方向成45°弯曲,形成一盘状结构。弯曲的这一部分上皮称为上皮隔。上皮隔围成一个向牙髓开放的孔,这是未来的根尖孔,这时形成的牙根为单根。牙根的长度、弯曲度、厚度和牙根的数量,都是由上皮隔和邻近的外胚层间充质细胞所决定的。在多根形成时,首先在上皮隔上长出两个或三个舌形突起,这些突起增生伸长,与对侧突起相连,这时上皮隔围成的单一孔被分隔为两个或三个孔,将来就形成双根或三根。每个根以相同的速度生长,其发育过程与单根牙相同。在牙根发育过程中,上皮隔的位置保持不变,生长的牙根与上皮隔形成一定的角度。随着牙根的伸长,牙胚向口腔方向移动,并为牙根的继续生长提供了空隙。在牙根发育后期,上皮隔开口缩小,根尖孔宽度也随之缩小。随后根尖牙本质和牙骨质沉积,形成狭小的根尖孔。

上皮根鞘对于牙根的正常发育是很重要的,如果上皮根鞘的连续性受到破坏,或在根分叉处上皮隔的舌侧突起融合不全,则不能诱导分化出成牙本质细胞,而引起该处牙本质缺损,牙髓和牙周膜直接通连,这时形成侧支根管。如果上皮根鞘在规定的时间没有发生断裂,仍附着在根部牙本质的表面,则牙囊的间充质细胞不能与该处牙本质接触,也就不能分化出成牙骨质细胞形成牙骨质。这样在牙根表面,特别在牙颈部,牙本质暴露,引起牙颈部过敏。

2.牙周组织的发育

牙周组织包括牙骨质、牙周膜和牙槽骨,均由牙囊发育而来。

(1)牙骨质的形成:当根部牙本质形成时,包绕牙根的上皮根鞘断裂,形成网状,这时牙囊细胞穿过根鞘上皮,进入新形成的牙根牙本质表面,并分化为成牙骨质细胞,在牙根表面和牙周膜纤维的周围分泌有机基质,将牙周膜纤维埋在有机基质中。牙骨质基质矿化方式与牙本质相似,磷灰石晶体通过基质小泡扩散,使胶原纤维矿化,这种新形成的牙骨质是无细胞的,覆盖在牙根冠方 2/3 处,又称为原发性牙骨质。剩余的上皮细胞进一步离开牙根表面,并保留在发育的牙周膜中,这就是上皮剩余。

(2)继发性牙骨质:在牙萌出到咬合面后,在牙根尖一侧的 2/3 区域,牙骨质形成快,但矿化差,成牙骨质细胞被埋在基质中,这时形成的牙骨质称为继发性牙骨质。继发性牙骨质往往是有细胞牙骨质,其有机基质含有大量胶原纤维,它们来自牙周膜纤维,呈斜形排列进入牙骨质;部分胶原还来自成牙骨质细胞所形成的纤维,与牙根表面平行排列。两种纤维互相交织成网格状。正常情况下牙骨质厚度随年龄而增加。

(3)牙周膜的发育:当牙根形成的过程,首先出现一些细的纤维束形成牙周膜。这时牙囊细胞增生活跃,在邻近根部的牙骨质和牙槽窝内壁,分别分化出成牙骨质细胞和成骨细胞,进而形成牙骨质和固有牙槽骨。而位于中央的细胞则分化为成纤维细胞,它们产生胶原纤维,部分被埋在牙骨质和牙槽骨中,形成穿通纤维。在萌出前,所有发育的牙周膜纤维束向牙冠方向斜形排列。随着牙萌出和移动,釉质牙骨质界与牙槽嵴处于同一水平。位于牙龈纤维下方的斜纤维束变为水平排列。当牙萌出到功能位时,牙槽嵴位于牙骨质釉质界下方,水平纤维又成为斜形排列,形成牙槽嵴纤维。这时牙周膜细胞增生,形成致密的主纤维束,并不断地改建成功能性排列。

(4)牙槽骨的形成:当牙周膜形成时,在骨隐窝的壁上和发育的牙周膜纤维束周围分化出成骨细胞,形成新骨。新骨的沉积逐渐使骨壁与牙之间的间隙减小,牙周膜的面积也在减少。牙周支持组织形成后,在其改建过程中要不断地补充新的成牙骨质细胞、成骨细胞和牙周膜成纤维细胞。现已表明,来自骨髓的细胞通过血管通道进入牙周膜中,定位在牙周膜血管周围。这些细胞增殖并向牙骨质和骨壁移动,在此分化为成骨细胞和成牙骨质细胞。血管周围的这些细胞也可以是牙周膜成纤维细胞的来源,因此在血管周围存在着能分化为成骨细胞、成牙骨质细胞的前体细胞。

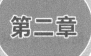

第二章　口腔疾病常见临床症状

第一节　牙　痛

牙痛是口腔临床常见的主诉之一,是患者就诊的主要原因。牙痛常由牙体、牙周组织疾病引起。但一些非牙源性疾病如神经痛、恶性肿瘤、心绞痛等全身疾病也可引起牙痛。因此,以牙痛为主诉的患者,必须详细询问病史,做全面的检查,从而准确地做出诊断。

一、临床诊断

(一)病史

1.现病史

(1)疼痛的起始时间、可能的原因及加重或缓解的因素。

(2)疼痛的部位、性质、程度及发作的时间。

(3)疼痛与治疗的关系。

2.既往史

(1)是否有修复、正畸、拔牙等治疗史。

(2)是否有颌面部外伤史;是否有咬硬物、夜磨牙、紧咬牙等不良习惯。

(3)有无上颌窦炎、中耳炎、颞下颌关节病、三叉神经痛、颌骨骨髓炎、口腔颌面部肿瘤等邻近器官的疾病。

(4)是否有头颈部放射治疗(简称放疗)史;有无白血病、心血管系统疾病、雷诺病、神经官能症、癔症;是否处于月经期、产褥期、更年期等。

(二)临床检查

(1)患者主诉患侧上、下颌牙齿有无龋坏,特别应注意检查牙齿的邻面颈部、基牙及不良修复体边缘处牙体组织的隐蔽部位;全冠修复且冠𬌗面已被磨穿的牙齿;有无充填体或修复体;有无楔状缺损、牙隐裂、畸形中央尖、牙内陷、咬合创伤、外伤牙折;有无深牙周袋、龈乳头红肿、坏死、牙周组织急性炎症或脓肿;有无拔牙创伤的感染;口腔前庭沟及面部有无肿胀;开口是否受限,颞下颌关节有无弹响、压痛。

(2)叩诊:垂直及侧方叩诊有无不适或疼痛。

(3)咬诊:有无早接触;有无咬合不适或咬合痛。

(4)扪诊:可疑患牙根尖部有无压痛、肿胀,其质地和范围;上颌窦区及颞下颌关节区有无压痛;下颌下淋巴结有无压痛。

(5)牙髓活力检测有无异常。

(6)X线检查:可发现隐蔽部位的龋齿、髓石、牙内吸收、牙外吸收、牙根纵裂、根折、根分叉和根尖部疾病(如肉芽肿)等;可检查充填体和髓腔的距离,充填体与洞壁间是否存在密度降低区;可发现有无阻生牙或埋伏牙、牙槽骨有无破坏、上颌窦与颌骨内部有无肿物、颞下颌关节有无病变。

(7)其他:必要时应同相关科室会诊,以排除心脏、血液、精神等全身性疾病。

(三)鉴别要点

牙痛不仅可发生于不同类型的牙源性疾病,也可存在于非牙源性疾病。因此,应对患者的主诉、体征、病史及全身状况进行综合分析以鉴别不同的疾病。

1.神经系统疾病

三叉神经痛表现为阵发性剧痛,性质如针刺、刀割、撕裂、电击;咀嚼、说话及触摸面部某处引起疼痛;可持续数秒至1~2分钟;无夜间痛及冷、热刺激痛。无明显牙体、牙周疾病;患者的主述可能与某一患牙有关,但患牙经相关治疗后疼痛仍存在;有"扳机点",触该点后立刻引发沿三叉神经分布区域的剧烈疼痛,间歇期疼痛消失。疼痛发作时患者为了减轻疼痛可做出各种特殊动作,发作时还常伴有颜面表情肌的痉挛性抽搐。

2.全身疾病

(1)缺血性心脏病:左侧牙齿阵发性痛,但同时左颊不痛,无冷热刺激痛,不能指明患牙部位;有冠心病史、心绞痛史,牙无异常,如有患牙,其症状和治疗与本次疼痛无关。心肌梗死或心绞痛时疼痛放射至颈、颊肌、下颌缘;心电图检查可帮助诊断。

(2)白血病:阵发性自发痛、不能定位,高热,呈急重病容。牙龈肿胀苍白,可无牙体疾病,多个牙齿温度测试可有疼痛。体温升高,白细胞计数明显增高。

（3）癔症、神经衰弱、更年期：自发性、阵发性或持续性痛，不能指明疼痛部位；无明显诱因，无冷热刺激痛。无牙体牙周疾病，如有患牙，其症状和治疗与疼痛无关；体征与主诉不相符；牙髓温度测试反应正常。有癔症、神经官能症、更年期综合征。

二、治疗

（1）急性牙髓炎和急性根尖周炎：应急诊行开髓减压引流术。如已形成骨膜下或黏膜下脓肿，应切开引流。对于无保留价值的牙可拔除，但根尖周炎急性期应根据牙位、难易程度决定是否拔牙。

（2）急性牙周脓肿或冠周炎：脓肿尚未形成者，用生理盐水冲洗龈袋或牙周袋，局部涂或龈袋内置碘甘油等，全身辅以抗生素治疗；脓肿已形成者，应及时切开引流。

（3）创伤性牙周膜炎：由于多为咬合创伤引起，可调磨患牙或对牙，消除早接触。

（4）对于邻近组织疾病及全身疾病所引起的牙痛，主要原因在于原发疾病的治疗，应视患者的情况对相关疾病予以治疗。

三、注意要点

牙痛是口腔临床常见的主诉之一，临床常见于以牙体、牙髓炎为代表的牙源性疾病。但对于以牙痛为主诉的患者，不应仅将思维局限于牙源性疾病，还要注意与非牙源性疾病鉴别。应仔细询问患者并行全面检查，综合分析以做出正确的诊断。特别要重视鉴别缺血性心脏病和恶性肿瘤引发的牙痛。

第二节　出　　血

口腔牙龈、颌面部出血是口腔最常见的急诊症状之一。引起出血的原因包括炎症（如龈炎、牙周炎）、手术（如拔牙后出血及口腔颌面部术后出血）、损伤、肿瘤（如牙龈瘤、血管瘤破裂或恶性肿瘤侵蚀所致出血）和全身因素（如出血性紫癜、血友病、白血病等血液疾病；慢性肝炎、肝硬化等肝脏疾病；长期服用抗凝血药物的患者；月经期代偿性出血）。

一、临床诊断

(一)病史

(1)出血的诱因,是否受到外伤和刺激,可能的出血原因。

(2)出血的持续时间,出血的剧烈程度,是否有自限性。

(3)是否有牙周疾病和口腔黏膜疾病的病史。

(4)是否有全身疾病的病史,有无血液病及肝、脾功能异常等。

(5)是否处于妊娠期。

(6)是否有长期服用抗凝血药物史。

(7)是否有良好的口腔卫生习惯。

(二)临床检查

(1)出血的部位是否局限于某个部位。

(2)出血部位有无促进因素存在,如不良修复体或食物嵌塞。

(3)出血的性质是可以自行止血,还是流血不止。需区分动脉性、静脉性和毛细血管性出血。①动脉性出血:呈喷射状,出血量极多,血液鲜红色,有时可见动脉搏动。②静脉性出血:呈汹涌状,出血量多,血液暗红色。③毛细血管出血:呈渗出状,出血量少,血液暗红色或紫红色。

(4)对于术后出血需区分原发性、继发性和反应性出血。①原发性出血:即术后出血未停止。②继发性出血:发生于术后 48 小时或术后数天,多与感染有关。③反应性出血:见于术后,常为应用肾上腺素后局部血管扩张所致。

(5)其他部位的出血情况,皮肤是否有出血点和瘀斑存在。

(6)口腔内是否有肿块的存在。

(7)口腔卫生状况,有无龈炎或牙周炎,牙石及菌斑分布。

(三)实验室检查

如怀疑为血液系统疾病时,应做血常规、出凝血时间检查。

1.紫癜

血小板计数减少,出血时间延长,血块收缩不良。

2.血友病

凝血时间延长,第Ⅷ、第Ⅸ或第Ⅺ因子缺乏。

3.白血病

白细胞计数增加,出现大量原始白细胞或幼稚细胞。

(四)鉴别诊断

1.慢性牙龈出血

主要原因是局部因素引起的牙龈慢性炎症,如龈缘炎、牙周炎、增生性龈炎、食物嵌塞、咬合创伤和不良修复体等,牙龈出血缓慢且易自行停止。口腔卫生极差,可见软垢。

2.急性龈炎症性疾病

如疱疹性龈炎和坏死性龈炎所致的牙龈出血较多,且常不易自行停止。坏死性龈炎还常于夜晚睡眠时发生显著的牙龈出血,与口腔卫生不良、精神紧张和过度劳累有关,患者多有吸烟不良习惯。妊娠期龈炎,患者处于妊娠期,牙龈鲜红而松软,轻触极易出血,有时自动出血,其所引发的出血在分娩后多可停止或减轻。

3.牙龈瘤

患者以女性多见,以青年及中年人常见。多发生于龈乳头部。位于唇、颊侧者较舌、腭侧者多。最常见的部位是前磨牙区。肿块较局限,呈圆球或椭圆形,一般生长较慢,但在女性妊娠期可能迅速增大,较大的肿块可遮盖一部分牙及牙槽突,表面可见牙齿压痕。随着肿块增长X线检查可见骨质吸收,牙周膜增宽的阴影。牙可能松动、移位。

4.颌面部损伤和术后出血

损伤和手术史是重要的诊断依据。另外,牙龈外伤,如肉骨、鱼刺的刺入,刷牙或牙签的损伤均可引起牙龈出血,但一般均较为短暂,去除外伤因素后多可自行停止。

5.肿瘤

颌骨、牙龈、舌等部位的血管瘤、癌及网织细胞肉瘤均可表现为牙龈、舌等部位出血。

6.某些全身性系统疾病

由于凝血功能的变化也可引起牙龈出血,如缺铁性贫血、溶血性贫血、骨髓再生障碍、白血病、血小板减少性紫癜、血友病、慢性肝炎及肝硬化、脾功能亢进、高血压等。全身疾病导致牙龈出血的共同特点是牙龈出血多为自发性持续性流血,口腔内黏膜和全身其他部位的皮下也可能有出血或瘀斑,并有全身症状和其他的口腔表征。根据血常规、骨髓穿刺和其他的特殊检查,多可明确诊断。

二、治疗

(一)牙龈出血

(1)牙龈出血多发生于龈缘或龈乳头区域。处理时应首先去除血块,找到出血点。止血方法:①1%～3%过氧化氢局部冲洗常可止血;②肾上腺素棉球局部压迫;③擦干血迹用苯酚(乙醇还原)或三氯化铁烧灼出血点或用小棉球充塞龈乳头间隙,但使用时应注意勿灼伤正常组织。

(2)因感染而导致的出血,除局部处理外,应同时使用抗生素药物控制感染。

(二)拔牙后出血

首先去除口腔内血液及牙槽窝内过高的血凝块,明确出血点后,再分别处理。

(1)牙龈撕裂出血:缝合止血。

(2)龈缘渗血:用纱布加止血粉或肾上腺素加压止血。

(3)牙槽窝出血:牙槽窝内置入抗生素吸收性明胶海绵,再于其上置纱布卷嘱患者咬合即可止血;若出血量多,大量涌出时,如下颌第三磨牙拔除后下牙槽血管破裂所致,可用碘仿纱条填塞压迫,并加以缝合止血,纱条应于2～3天后逐步取出。

(4)牙槽窝出血如为肉芽组织感染所致,应彻底刮尽肉芽组织、冲洗,让新鲜血液重新充盈牙槽窝,咬合止血。牙槽窝内如有残留的牙碎片、异物等须一并刮除,根据感染情况给予抗生素。

(三)损伤性出血

一般损伤性出血在伤口清创术后出血即可停止;动脉性出血应找出血管断端结扎止血;静脉性出血以压迫止血为主,局部应用止血药物或血管收缩剂;若出血量较大应行结扎止血;若系血肿应抽去血性液体后加压包扎止血。

(四)术后出血

术后出血应根据出血的性质和出血量来处理。一般小的出血采用局部加压包扎即可;如较大血管出血或加压包扎无效应打开创口,清除血凝块,找到出血点,予以结扎或缝扎。手术区的血肿,出血已停止,应拆除数针缝线去除血凝块后加压包扎,并放置引流。

(五)肿瘤出血

若是晚期恶性肿瘤出血,一般以局部压迫为主,全身辅以止血药物;若是动脉受侵出血,应行颈外动脉结扎,局部缝扎或填塞止血;颌骨中性血管瘤误拔牙后引起的出血,则先以碘仿纱条填塞或手指压迫为主,待血基本止住后,立即或1～2天后行栓塞颈外动脉治疗。注意栓塞治疗必须在1周内完成,否则可引起再次大出血并有生命危险。

(六)血液疾病

有凝血机制障碍者,在炎症、手术或损伤后常出血不止,其局部处理与上述方法相同。但除局部处理外,还应查明出血原因,重点在于全身治疗,如血友病患者应针对性输入第Ⅷ因子等,一般血液病患者出血应请相关科室协助处理。

三、注意要点

(1)牙龈出血常由炎症等局部因素引起,但应警惕全身疾病如血液性疾病等。若由全身性因素导致,除局部处理外,重点在于全身治疗。

(2)尽管颌骨中央性血管瘤并不常见,但颌骨中央性血管瘤误拔牙后会引起严重的大出血,甚至危及生命。因此,在拔牙中出现较为严重的大出血时,除了要考虑下牙槽血管损伤或颌骨骨折外,还应考虑颌骨中央性血管瘤的可能。建议牙槽外科拔牙前最好行全口牙位曲面体层X线片(俗称全景片)等影像学检查,初步排除颌骨中心性血管瘤。

(3)对精神高度紧张的患者应给予镇静剂,以免情绪过分激动、血压升高而加重出血,尤其有高血压的患者更应重视其心理安抚。

(4)对于为防治心脑血管疾病、冠状动脉搭桥等术后长期使用抗凝血药物的患者,在行口腔颌面部牙周治疗、拔牙及其他手术时,术前应充分评估术后出血风险,并采取必要措施。

第三节　张口受限

正常人的自然张口度约相当于自身示指、中指、无名指三指末节合拢时的宽度,平均约为4 cm。张口度小于正常值即为张口受限。引起张口受限的口腔颌面部疾病主要有颞下颌关节疾病、颌面部感染性疾病、颌面部创伤、颌面部恶性肿瘤、破伤风、癔症等。

一、临床诊断

(一)颞下颌关节紊乱病

1.好发年龄段

颞下颌关节紊乱病好发于青壮年,以 20～30 岁患病率最高。多数属关节功能紊乱,也可累及关节结构紊乱甚至器质性破坏。常表现为三大症状:①颞下颌关节区及周围酸胀或疼痛,咀嚼及张口时明显加重;②张闭口运动颞下颌关节弹响、杂音;③张口受限、开口过大或开口时下颌偏斜等运动障碍。病程一般较长,反复发作,可有自限性。

2.影像学检查

(1)X 线平片(关节许氏位和髁突经咽侧位)和 CBCT 检查:了解关节间隙改变和骨质改变,如硬化、骨破坏和增生、囊样变等。

(2)关节造影和 MRI 检查:了解关节盘移位、穿孔,关节盘诸附着的改变以及软骨面的变化。

(3)关节内镜检查:可发现关节盘和滑膜充血、渗血、粘连,以及"关节鼠"等。

(二)颞下颌关节强直

1.颞下颌关节强直

颞下颌关节强直指因器质性病变导致长期开口困难或完全不能开口。临床上可分为关节内强直和关节外强直两类。关节内强直多数发生在 15 岁以前的儿童,常见的原因是儿童时期颞下颌关节损伤(颏部对冲伤和产钳伤)、化脓性中耳炎、下颌骨骨髓炎等。开放性骨折、火器伤、烧伤、术后创面处理不当导致的关节外瘢痕挛缩,以及放疗后软组织广泛地纤维性变造成的颌间瘢痕挛缩是引起关节外强直的常见病因。

2.临床表现

(1)关节内强直的临床表现:①进行性开口困难或完全不能开口,几年以上病史。②由于咀嚼功能的减弱和下颌的主要生长中心髁突被破坏,出现面下部发育障碍畸形。表现为面容两侧不对称,颏部偏向患侧。患侧下颌体、下颌支短小,相应面部反而丰满;双侧强直者,表现为下颌内缩、后退,形成小颌畸形。发病年龄越小,下颌发育障碍畸形越严重。③患侧髁突活动减弱或消失。④X 线检查:正常关节解剖形态消失,关节间隙模糊或消失,髁突和关节窝融合成骨球状,严重者下颌支和颧弓甚至可完全融合呈 T 形。

(2)关节外强直的主要症状:开口困难或完全不能开口。但面下部发育障碍畸形的关系错乱,均较关节内强直为轻。口腔或颌面部可见瘢痕挛缩或缺损畸形。多数患侧髁突可有轻微运动度,侧方运动度更大。X线检查,一般髁突、关节窝和关节间隙清楚可见。

(三)急性化脓性颞下颌关节炎

1.病因

开放性髁突骨折时可由细菌感染附近器官或皮肤化脓性病灶扩散引起,也可因脓毒血症、败血症等血源性感染引起。偶尔也可由医源性(如关节腔内注射、关节镜外科等)感染造成。

2.临床表现

(1)关节区可见红肿,压痛明显,尤其不能上、下咬合,稍用力即可引起关节区剧痛。

(2)关节腔穿刺,可见关节液混浊,甚至为脓液,涂片镜下可见大量中性粒细胞。

(3)血液化验见白细胞总数增高,中性粒细胞比例上升,核左移,有时可见细胞内有中毒颗粒。

(4)X线检查可见关节间隙增宽,后期可见髁突骨质破坏。

(四)类风湿性颞下颌关节炎

(1)成人和儿童类风湿关节炎中超过50%的患者颞下颌关节会被侵及,但常为最后被侵及的关节。

(2)疼痛、肿胀和运动受限是最常见的症状。在儿童,髁突破坏导致生长紊乱及面部畸形,随后出现关节强直。早期颞下颌关节X线正常,但以后可显示骨破坏并可引起前牙开畸形。

(3)颞下颌关节的炎症伴有多发性关节炎,实验室检查可证实诊断。

(五)智齿冠周炎

(1)上、下颌第三磨牙萌出不全或阻生时,牙冠周围软组织发生的炎症,称为智齿冠周炎。临床上以下颌第三磨牙最为常见。

(2)智齿冠周炎常以急性炎症形式出现。初期,全身一般无反应,患者自觉患侧磨牙后区胀痛不适,进食咀嚼、吞咽、开口活动时疼痛加重。如病情继续发展,局部可呈自发性跳痛或沿耳颞神经分布区产生放射性痛。若炎症侵及咀嚼肌时,可引起咀嚼肌的反射性痉挛而出现不同程度的张口受限,甚至"牙关紧闭"。探针检查可触及未萌出或阻生智齿牙冠的存在。X线检查可帮助诊断。

(六)颌面部间隙感染

(1)口腔颌面部间隙感染,如咬肌间隙、翼下颌间隙、颞下间隙、颞间隙感染可出现张口受限症状。

(2)口腔颌面部间隙感染常见牙源性或腺源性感染扩散所致。下颌智牙冠周炎及下颌磨牙根尖周炎、牙槽脓肿扩散是导致咬肌间隙感染和翼下颌间隙感染的常见原因,因此患者常先有牙痛史,继而出现张口受限。另外,下牙槽神经阻滞麻醉时消毒不严或下颌阻生牙拔除时创伤过大,也可引起翼下颌间隙感染。颞间隙感染常由邻近间隙感染扩散引起,耳源性感染(化脓性中耳炎、颞乳突炎)、颞部疖痈以及颞部损伤继发感染也可波及。颞下间隙感染可从相邻间隙,如翼下颌间隙等感染扩散而来;也可因上颌结节、卵圆孔、圆孔阻滞麻醉时带入感染;或由上颌磨牙的根尖周感染或拔牙后感染引起。

(3)除张口受限外,咬肌间隙感染的典型症状是以下颌支和下颌角为中心的咬肌区肿胀、变硬、压痛。翼下颌间隙感染表现为咀嚼食物及吞咽疼痛,翼下颌皱襞处黏膜水肿,下颌支后缘稍内侧可有轻度肿胀、深压痛。颞间隙感染表现为颞部或邻近区域广泛凹陷性水肿、压痛、咀嚼痛。颞下间隙位置深在、隐蔽,感染时外观表现常不明显,仔细检查可发现颧弓上、下及下颌支后方轻微肿胀,有深压痛。

(4)穿刺对确定深部有无脓肿形成和脓肿的部位有重要的意义。必要时B超和CT等辅助检查可明确脓肿的部位和大小。细菌培养和药敏试验等实验室检查对于合理使用抗菌药物有重要参考价值。

(七)下颌阻生第三磨牙拔除术后

1.术后

牙拔除术后的单纯反应性开口困难主要是由于拔除下颌阻生牙时,颞肌深部肌腱下段、翼内肌前部以及颞下颌关节受到创伤及创伤性炎症激惹,产生反射性肌痉挛造成的。

2.临床特点

(1)拔牙过程长,术中敲击、撬动力较大,术后局部反应常较重。

(2)术前患者已有弹响、绞锁等颞下颌关节症状者,拔牙后更易并发张口受限。

(八)颌面部损伤

(1)颌面部损伤,特别是下颌骨骨折,由于疼痛和升颌肌群痉挛而出现张口受限。

（2）颧骨、颧弓骨折，骨折块发生内陷移位，压迫了颞肌和咬肌，阻碍喙突运动，从而致张口受限。

(九)颌面部深部恶性肿瘤

1.引起张口受限或牙关紧闭的疾病

上颌窦癌、颞下窝肿瘤、翼腭窝肿瘤、腮腺恶性肿瘤、鼻咽癌等均可引起张口受限或牙关紧闭。

2.临床特点

（1）恶性肿瘤患者的发病年龄相对较大。

（2）张口受限一般呈渐进性加重。除张口受限外，肿瘤侵犯周围组织可出现三叉神经疼痛、面瘫、听力下降、复视等神经症状，以及鼻塞、涕中带血、耳闷堵感、面部和上腭肿胀、头痛等症状。

（3）CT 和 MRI 等影像学检查表现为关节周围不规则软组织影，其内密度不均匀、边缘模糊，可侵犯骨质。

（4）鼻纤维内镜活检可确诊鼻咽癌。

（5）与颞下颌关节紊乱病导致的张口受限的鉴别要点：颞下颌关节紊乱病除张口受限外，往往伴有关节区疼痛、弹响等病史。另外，张口受限可有缓解史。

(十)癔症性牙关紧闭

此病多发于女性青年，既往有癔症史，有独特的性格特征，一般在发病前有精神因素，然后突然发生开口困难或牙关紧闭。如有全身其他肌痉挛或抽搐症状伴发，则较易诊断。

(十一)破伤风牙关紧闭

1.病因

破伤风牙关紧闭是由破伤风杆菌引起的一种以肌肉阵发性痉挛和紧张性收缩为特征的急性特异性感染。

2.临床特点

（1）一般有外伤史。

（2）痉挛通常从咀嚼肌开始，先是咀嚼肌少许紧张，即患者感到开口受限；继之出现强直性痉挛呈牙关紧闭；同时还因表情肌的紧缩使面部表情特殊，形成"苦笑"面容并可伴有面肌抽搐。

(3)对怀疑破伤风的患者,可采用被动血凝分析测定血清中破伤风抗毒素抗体水平,抗毒素滴定度超过 0.01 U/mL 者可排除破伤风。

二、治疗

(一)颞下颌关节紊乱病治疗

应遵循一套既合理又合乎逻辑的治疗方案:①应先用可逆性保守治疗(服药、理疗、黏弹剂补充疗法和板等);②然后用不可逆性保守治疗(调、正畸、修复治疗等);③最后选用关节镜外科和各种手术治疗。要重视改进全身状况和患者的精神状态。同时对患者进行医疗知识教育,内容包括张口训练,自我关节保护(如颌面部保暖、咀嚼肌按摩),改变不良生活行为(如偏侧咀嚼、喜食硬食、大笑或打哈欠时张口过大)。具体治疗方法如下。

1.药物治疗

(1)口服药物:非甾体抗炎药(如双氯芬酸钠、布洛芬等)、盐酸氨基葡萄糖、硫酸软骨素等。

(2)颞下颌关节腔注射药物:2%利多卡因、1%透明质酸钠、糖皮质激素(如倍他米松、泼尼松龙混悬液)等。

2.手术治疗

(1)关节镜外科手术,如关节腔灌洗、粘连松解、关节盘穿孔修补。

(2)关节盘摘除术。

(3)髁突高位切除术。

3.其他治疗

(1)超短波、离子导入、微波、激光等局部理疗。

(2)义齿修复、调、正畸治疗以矫正咬合关系。

(3)调节精神状态和积极的心理治疗。

(4)针刺疗法。

(二)颞下颌关节强直治疗

关节内强直和关节外强直一般都需采用外科手术治疗。

(1)治疗关节内强直的手术有髁突切除术及颞下颌关节成形术。

(2)关节外强直手术是切断和切除颌间挛缩的瘢痕;凿开颌间粘连的骨质,恢复开口度。如瘢痕范围较小,可用断层游离皮片移植消灭瘢痕切除,松解遗留的创面。如果挛缩的瘢痕范围较大则应采用额瓣或游离皮瓣移植修复。

（三）急性化脓性颞下颌关节炎治疗

全身应用足量、有效的抗生素；关节腔冲洗，腔内直接注入有效的抗生素；若化脓性炎症不能控制，全身中毒症状严重者，应切开行引流术；在急性炎症消退后，鼓励患者进行开口练习。

（四）类风湿性颞下颌关节炎治疗

（1）治疗同其他关节的类风湿关节炎，夜间口腔导板常有助于治疗。

（2）急性期可给予非甾体抗炎药并限制下颌运动；当症状减轻时，轻度的下颌运动练习有助于预防运动能力的过度丧失。

（3）如发展成关节强直，则需手术治疗，但疾病未静止前不宜施行手术。

（五）智齿冠周炎的治疗

急性期时，以消炎、镇痛、切开引流、增强全身抵抗力为主。进入慢性期后，应尽早拔除，以防感染再发。

三、注意事项

（1）张口受限常由于咀嚼肌群或颞下颌关节受累引起，主要病因：①颞下颌关节紊乱病和关节强直等颞下颌关节疾病；②智齿冠周炎、颌面部间隙感染等感染性疾病；③也可因肿瘤、外伤骨折或瘢痕挛缩等所致。应仔细鉴别，给予相应治疗。

（2）颞下颌关节紊乱病是导致张口受限最为常见的原因之一，引起张口受限的颞下颌关节紊乱病中的常见临床分类有不可复性盘前移位、骨关节炎、咀嚼肌痉挛、滑膜炎等。

（3）智齿冠周炎也是导致张口受限常见原因之一，临床上以下颌第三磨牙最为常见，但上颌第三磨牙冠周炎导致的张口受限，特别是患者机体抵抗能力较强，局部症状不明显时，极易误诊为颞下颌关节疾病，在临床工作中应引起足够的重视。

（4）下颌阻生牙拔除时由于对颞肌、翼内肌、咬肌、颞下颌关节的创伤激惹，产生反射性肌痉挛可造成术后张口受限。一般通过对症处理，随着炎症反应的消退，辅以张口训练可自行恢复。但仍有数周不能恢复的个别病例，可给予关节腔药物注射以帮助恢复张口度。

（5）颌面部瘢痕：如颌间瘢痕挛缩、烧伤、放疗等导致的关节周围和/或颌面深部瘢痕等可致张口受限。近年来，随着头颈部肿瘤放疗技术在临床上的广泛应用,放疗后颌面颈部肌肉等软组织的纤维化,引起的张口受限的病例有增加趋势,应引起关注。

(6)耳源性疾病:如外耳道疖和中耳炎症也常放射到关节区疼痛并影响开口。

(7)破伤风:由于初期症状可表现为开口困难或牙关紧闭而来口腔科就诊,应与颞下颌关节紊乱病鉴别,以免延误早期治疗的时机。

(8)上颌窦后壁、颞下窝、翼腭窝等深在部位的恶性肿瘤一般不易被查出,出现张口受限症状易被误诊为颞下颌关节紊乱病,甚至进行了不恰当的治疗,失去了肿瘤早期根治的良机。临床工作中应引起重视。

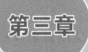

第三章 口腔科常用检查技术

第一节 常规检查技术

一、基本器械

(一)口镜

口镜有平面和凹面两种,主要用于牵拉颊部和推压舌体以便直接观察检查部位;通过镜子反射影像,可对口腔内难以直视的部位进行观察;还可用于聚集光线,增加局部照明,增加检查部位的可视度;金属口镜的柄端亦可用于叩诊。

(二)探针

探针具有尖锐的尖端。一端呈半圆形,用于探诊检查牙齿的窝沟点隙、龋洞、穿髓点、根管口等,亦可探查牙齿表面的敏感范围和程度,还可用于检查皮肤和黏膜的感觉功能;另一端呈三弯形,主要用于检查邻面龋。

(三)镊子

镊子用于夹持物品和检查牙齿松动度。

二、一般检查

(一)问诊

问诊是医师与患者或知晓病情的人交流,了解疾病的发生、发展和诊治过程。问诊是采集病史、诊断疾病的最基本、最重要的手段。问诊内容主要包括主诉、现病史、既往史和家族史。

1.主诉

主诉的记录通常为一句话,应包括部位、症状和患病时间。如"右上后牙冷热刺激痛 2 周"。

2.现病史

现病史是病史的主体部分,是整个疾病的发生、发展过程。基本内容包括发病情况和患病时间,主要症状和诱因,症状加重或缓解的原因,病情的发展和演变,诊治经过和效果等。

3.既往史

既往史是指患者过去的口腔健康状况、患病情况以及外伤、手术和过敏史等,还包括与口腔疾病有关的全身病史,如高血压、糖尿病、心脏病、血液病等。

4.家族史

家族史是指患者的父母、兄弟、姐妹的健康状况及患病情况,有无遗传性疾病、肿瘤、传染病等。特别是过去的某些疾病与现患疾病之间可能有关或相同时,更应详细询问并记录。

(二)视诊

视诊主要观察口腔和颌面部的改变,视诊时一般按照先口外、后口内,先检查主诉部位、后检查其他部位的顺序检查。

1.全身情况

虽然患者是因口腔疾病就诊,但口腔医师还是应通过视诊对患者的全身状况有初步的了解。例如,患者的精神状态、营养和发育情况等,注意一些疾病可能出现特殊面容或表情特征。

2.颌面部

首先观察面部发育是否正常,左右是否对称,有无肿胀或畸形;皮肤的颜色改变、瘢痕或窦道。如要检查面神经的功能,可观察鼻唇沟有无变浅或消失,可嘱患者闭眼、吹口哨等,观察面部双侧的运动是否协调,眼睛能否闭合,口角是否歪斜等。

3.牙齿及牙列

牙齿的颜色、外形、质地、大小、数目、排列、接触关系;牙体的缺损、着色、牙石、菌斑、软垢、充填体等情况;牙列的完整和缺损;修复体的情况等。

4.口腔软组织

牙周组织颜色、形态、质地的改变,菌斑及牙石的状况,肿胀程度及范围,是否存在窦道,牙龈及其他黏膜的色泽、完整性,有无水肿、溃疡、瘢痕、肿物等。另外,也要注意舌背有无裂纹,舌乳头的分布和变化,舌的运动情况及唇、舌系带情况等。

（三）探诊

探诊是利用探针或牙周探针检查和确定病变部位、范围和组织反应的情况，包括牙齿、牙周和窦道等。

1.牙齿

探针主要是用于对龋洞的探诊，以确定部位、范围、深浅、有无探痛等；探查修复体的边缘密合度，确定有无继发龋；确定牙齿的敏感范围、敏感程度。探诊时需注意动作轻柔，特别是深龋，以免刺入穿髓点引起剧痛。

2.牙周组织

可用普通探针探测牙龈表面的质感是松软还是坚实，探查龈下牙石的数量、分布、位置，根面有无龋损或釉珠，以及根分叉处病变情况等。探测牙周袋的深度及附着水平情况时要注意使用牙周探针进行探诊，探诊时支点要稳固，探针与牙长轴方向一致，力量适中（一般以 20～25 g 压力为宜），按一定顺序如牙齿的颊与舌侧的近中、中、远中进行探诊并做测量记录，避免遗漏。

3.窦道

窦道常见于患牙根尖区牙龈颊侧，也可发生在舌侧，偶见于皮肤。探诊时可用圆头探针，或将牙胶尖插入窦道并缓慢地推进探测窦道的方向和深度，结合X 线片，以探明其来源，帮助寻找患牙或病灶。探诊时应缓慢顺势推进，避免疼痛和损伤。

（四）触诊

触诊是医师用手指在可疑病变部位进行触摸或按压，根据患者的反应和检查者的感觉对病变的硬度、范围、形状、活动度等进行判断的诊断方法。

1.颌面部

对于唇、颊和舌部的病变，可行双指双合诊检查；对于口底和下颌下区病变，可行双手双合诊检查，以便准确了解病变的范围、质地、界限、动度，以及有无波动感、压痛、触痛和浸润等。检查时以一只手的拇指和示指，或双手置于病变部位上下或两侧进行，并按"由后向前"顺序进行。

2.下颌下、颏下、颈部淋巴结

患者取坐位，头稍低，略向检查侧，检查者立于患者的右前或右后方，手指紧贴检查部位，按一定顺序，由浅入深滑动触诊。触诊顺序一般为枕部、耳后、耳前、腮、颊、下颌下及颏下，顺胸锁乳突肌前后缘、颈前后三角直至锁骨上窝。触诊检查时应注意肿大淋巴结所在的部位、大小、数目、硬度、活动度、有无压痛、波动感,以及与皮肤或基底部有无粘连等情况。应特别注意健、患侧的对比分析。

3.颞下颌关节

以双手示指或中指分别置于两侧耳屏前方、髁突外侧,嘱患者做开闭口运动,可了解髁突活动度和冲击感,需注意两侧对比,以协助关节疾病的诊断。另外,以大张口时上、下颌中切牙切缘间能放入患者自己横指(示指、中指和无名指)的数目为依据的张口度检查(表3-1),也是颞下颌关节检查的重要内容。

表 3-1　张口受限程度的检查记录方法和临床意义

能放入的手指数	检查记录	临床意义
3	正常	张口度正常
2	Ⅰ度受限	轻度张口受限
1	Ⅱ度受限	中度张口受限
<1	Ⅲ度受限	重度张口受限

4.牙周组织

用示指指腹触压牙齿的唇、颊或舌侧牙龈,检查龈沟处有无渗出物。也可将示指置于患牙唇(颊)侧颈部与牙龈交界处,嘱患者做各种咬合运动,检查是否有早接触点或干扰,如手感震动较大提示存在创伤。

5.根尖周组织

用指腹扪压可疑患牙根尖部,根据是否有压痛、波动感或脓性分泌物溢出等判断根尖周组织是否存在炎症等情况。

(五)叩诊

叩诊是用平头金属器械,如金属口镜的末端叩击牙齿,根据患者的反应确定患牙的方法。根据叩击的方向可分为垂直叩诊和水平叩诊。垂直叩诊用于检查根尖部有无炎症;水平叩诊用于检查牙齿周围组织有无炎症。

1.结果判断

叩诊结果一般分5级,记录如下。①叩痛(-):反应同正常牙,无叩痛。②叩痛(±):患牙感觉不适,可疑叩痛。③叩痛(+):重叩引起疼痛,轻度叩痛。④叩痛(++):叩痛反应介于(+)和(+++),中度叩痛。⑤叩痛(+++):轻叩引起剧烈疼痛,重度叩痛。

2.注意事项

进行叩诊检查时,一定要与正常牙进行对比,即先叩正常对照牙,后叩可疑患牙。叩诊的力量宜先轻后重,健康的同名牙叩诊以不引起疼痛的最大力度为上限,对于急性根尖周炎的患牙叩诊力度要更小,以免增加患者的痛苦。

(六)咬诊

咬诊是检查牙齿有无咬合痛和有无早接触点的诊断方法。常用的方法如下。

1.空咬法

嘱患者咬紧上、下颌牙或做各种咀嚼运动,观察牙齿有无松动、移位或疼痛。

2.咬实物法

牙隐裂、牙齿感觉过敏、牙周组织或根尖周组织炎症时,咬实物均可有异常反应。检查顺序是先正常牙、再患牙,根据患牙是否疼痛而明确患牙的部位。

3.咬合纸法

将咬合纸置于上、下颌牙列之间,嘱患者做各种咬合运动,根据牙面上所留的印记,确定早接触部位。

4.咬蜡片法

将烤软的蜡片置于上、下颌牙列之间,嘱患者做正中咬合,待蜡片冷却后取下,观察蜡片上最薄或穿破处即为早接触点。

(七)牙齿松动度检查

用镊子进行唇舌向(颊舌向)、近远中向及垂直方向摇动来检查牙齿是否松动。检查前牙时,用镊子夹住切端进行检查;检查后牙时,以镊子合拢抵住后牙面的窝沟进行检查。根据松动的幅度和方向对松动度进行分级(表3-2)。

表 3-2 牙齿松动度的检查方法和分级

检查方法	Ⅰ度	Ⅱ度	Ⅲ度
松动幅度	<1 mm	1~2 mm	>2 mm
松动方向	唇(颊)向 垂直向	唇(颊)向 近、远中向	唇(颊)向 近、远中向

(八)嗅诊

嗅诊是通过辨别气味进行诊断的方法。有些疾病可借助嗅诊辅助诊断,如暴露的坏死牙髓、坏死性龈口炎、干槽症均有特殊腐败气味。

(九)听诊

颌面部检查中听诊应用较少,但将听诊器放在颌面部蔓状动脉瘤上时,表面可听见吹风样杂音。颞下颌关节功能紊乱时,可借助听诊器辨明弹响性质及时间。

第二节 特殊检查技术

一、牙髓活力测验

(一)温度测验

牙髓温度测验是通过观察患者对不同温度的反应对牙髓活力状态进行判断的方法。其原理是正常牙髓对温度有一定的耐受范围(20~50 ℃);当牙髓发炎时,疼痛阈值降低,感觉敏感;牙髓变性时阈值升高,感觉迟钝;牙髓坏死时无感觉。温度低于10 ℃为冷刺激,高于60 ℃为热刺激。

1.冷测法

可使用小冰棒或冷水,取直径3~4 mm、长5~6 mm一端封闭的塑料管内注满水后置冰箱冷冻制备而成的小冰棒,并置于被测牙的唇(颊)或舌面颈1/3或中1/3完好的釉面处数秒,观察患者的反应。

2.热测法

将牙胶棒的一端在酒精灯上烤软但不冒烟燃烧(65 ℃左右),立即置于被测牙的唇(颊)或舌面的颈1/3或中1/3釉面处,观察患者的反应。

3.结果判断

温度测验结果是被测可疑患牙与正常对照牙比较的结果,不能简单采用(＋)、(－)表示,其具体表示方法为以下几种。

(1)正常:被测牙与对照牙反应程度相同,表示牙髓正常。

(2)一过性敏感:被测牙与对照牙相比,出现一过性疼痛,但刺激去除后疼痛立即消失,表明可复性牙髓炎的存在。

(3)疼痛:被测牙产生疼痛,温度刺激去除后仍持续一段时间,提示被测牙牙髓存在不可复性炎症。

(4)迟缓或迟钝性疼痛:刺激去除片刻后被测牙才出现疼痛反应,并持续一段时间,或被测牙比对照牙感觉迟钝,提示被测牙处于慢性牙髓炎、牙髓炎晚期或牙髓变性状态。

(5)无反应:被测牙对冷热温度刺激均无感觉,提示被测牙牙髓已坏死。

4.注意事项

用冷水检测时,应注意按先下颌牙后上颌牙,先后牙再前牙的顺序测验,尽可能避免因水的流动而出现假阳性反应。用热诊法时,热源在牙面上停留的时间不应超过 5 秒,以免造成牙髓损伤。

(二)牙髓电活力测验

牙髓电活力测验是通过牙髓活力电测仪来检测牙髓神经对电刺激的反应,主要用于判断牙髓"生"或"死"的状态。

1.方法

吹干、隔湿被测牙(若牙颈部有牙结石需先去除,以免影响检测结果),先将挂钩置于被测牙对侧口角,检查头置于牙唇(颊)面的中 1/3 釉面处,用生理盐水湿润的小棉球或牙膏置于检测部位做导体,调节测验仪上的电流强度,从"0"开始,缓慢增大,待患者举手示意有"麻刺感"时离开牙面,记录读数。先测对照牙,再测可疑患牙。每牙测 2~3 次,取其中 2 次相近值的平均值。选择对照牙的顺序:首选对侧正常同名牙,其次为对颌同名牙,最后为与可疑牙处在同一象限内的健康邻牙。

2.结果判断

牙髓电活力测验只有被测可疑患牙与对照牙相差一定数值时才具有临床意义。被测牙读数低于对照牙说明敏感,高于对照牙说明迟钝,若达最高值无反应,说明牙髓已坏死。

3.注意事项

(1)测试前需告知患者有关事项,说明测验目的。

(2)装有心脏起搏器的患者严禁做牙髓电活力测验。

(3)牙髓活力电测仪工作端应置于完好的牙面上。

(4)牙髓电活力测验不能作为诊断的唯一依据。如患者过度紧张、患牙有牙髓液化坏死、大面积金属充填体或全冠修复时可能出现假阳性结果;若患牙过度钙化、刚受过外伤或根尖尚未发育完全的年轻恒牙则可能会出现假阴性结果。

二、影像学检查

(一)牙片

1.牙体牙髓病

(1)龋病的诊断:牙片有助于了解龋坏的部位和范围,以及有无继发龋和邻面龋,可用于检查龋损的范围及与髓腔的关系(图3-1)。

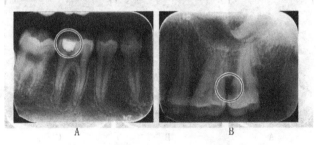

图3-1 牙片辅助诊断牙体牙髓病

A.右下第一磨牙继发龋;B.左上第二磨牙近中邻面龋

(2)非龋性疾病:可协助诊断牙齿的发育异常、牙外伤、牙根折/裂等(图3-2)。

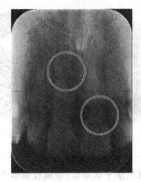

图3-2 牙片辅助诊断非龋性疾病

注:双侧上中切牙牙折

(3)牙髓病及根尖周病的诊断:可用于鉴别根尖周肉芽肿、脓肿或囊肿等慢性根尖周病变。

(4)辅助根管治疗:可用于了解髓腔情况,如髓室、根管钙化和牙内吸收(图3-3)。

2.牙周病

(1)牙槽骨吸收类型:水平型吸收多发生于慢性牙周炎患牙的前牙;垂直型吸收,也称角型吸收多发生于牙槽间隔较窄的后牙(图3-4)。

(2)牙槽骨吸收程度。①Ⅰ度吸收:牙槽骨吸收在牙根的颈1/3以内。②Ⅱ度吸收:牙槽骨吸收超过根长的1/3,但在根长的2/3以内。③Ⅲ度吸收:牙槽骨吸收超过根长的2/3(图3-5)。

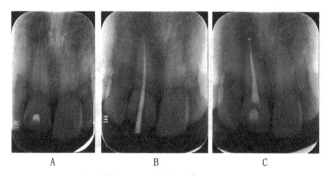

图 3-3 X 线辅助根管治疗

A.根管治疗术前了解髓腔和根管的解剖形态,评估治疗难易程度;B.治疗术中确定根管工作长度;C.治疗术后检查根充情况、复查评价根管治疗疗效

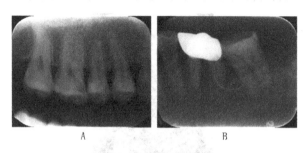

图 3-4 牙槽骨吸收

A.牙槽骨高度呈水平状降低,骨吸收呈水平或杯状凹陷;B.左下第一磨牙远中骨吸收面与牙根间有一锐角形成

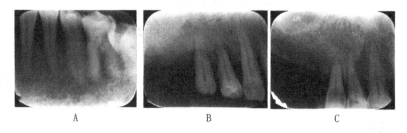

图 3-5 牙槽骨吸收程度

A.Ⅰ度吸收;B.Ⅱ度吸收;C.Ⅲ度吸收

3.口腔颌面外科疾病

用于检查阻生牙、埋伏牙、先天性缺牙及牙萌出状态、颌骨炎症、囊肿和肿瘤(图 3-6)。

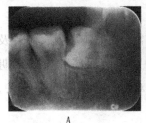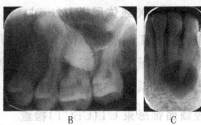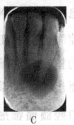

图 3-6 X 线诊断口腔颌面外科疾病
A.阻生牙;B.埋伏牙;C.根尖周囊肿

(二)殆片

当上、下颌根尖或者牙槽骨病变较深或者范围较大,普通牙片不能包括全病变,且无条件拍摄全口牙位曲面体层 X 线片时,常采用拍片来了解病变,一般包括以下几种。

1.上颌前部殆片

上颌前部殆片常用于观察上颌前部骨质变化及乳、恒牙的情况。

2.上颌后部殆片

上颌后部殆片常用于观察一侧上颌后部骨质变化的情况。

3.下颌前部殆片

下颌前部殆片常用于观察下颌颏部骨折及其他颏部骨质变化。

4.下颌横断殆片

下颌横断殆片常用于检查下颌骨体部骨质有无颊、舌侧膨胀,也可用于辅助诊断下颌骨体骨折移位以及异物、阻生牙定位等。以投照软组织条件曝光可用于观察下颌下腺导管结石。

(三)全口牙位曲面体层 X 线片

全口牙位曲面体层 X 线片可分为上颌牙位、下颌牙位及全口牙位 3 种,以全口牙位最常用。其可在一张胶片显示双侧上、下颌骨、上颌窦、颞下颌关节及全口牙齿。主要用于观察上、下颌骨肿瘤、外伤、炎症、畸形等病变及其与周围组织的关系,也适用于张口困难、难以配合牙片拍摄的儿童患者等。

(四)X 线投影测量片

口腔正畸、正颌外科经典的投影测量分析通常应用头颅正位、侧位定位拍摄所获得的 X 线图像,主要用于分析正常及错殆畸形患者的牙、颌、面形态结构,记录颅面生长发育及矫治前后牙、颌、面形态结构的变化。

(五)电子计算机 X 线体层摄影(CT)

在口腔颌面部,CT 主要用于颞下窝、翼腭窝、鼻窦、唾液腺、颌骨及颞下颌关节疾病等的检查。对颌面部骨折,以及肿瘤特别是面深部肿瘤的早期诊断及其与周围重要组织的关系能提供较准确的信息,对指导手术有重要意义。

(六)口腔颌面锥形束 CT(CBCT)检查

CBCT 检查可显示平行于牙弓方向、垂直于牙弓方向和垂直于身体长轴方向的断层影像,可根据临床需要显示曝光范围内任意部位、任意方向的断层影像。多用于埋伏牙、根尖周病变、牙周疾病、颞下颌关节疾病和牙种植术的检查。

与传统 CT 检查相比,CBCT 检查具有许多优点:①CBCT 的体素小,空间分辨率高,图像质量好。②CBCT辐射剂量相对较小,平均剂量是 1.19 mSv,是传统 CT 的 1/400。

(七)磁共振成像(MRI)

MRI 检查主要用于口腔颌面外科肿瘤及颞下颌关节疾病的检查和诊断,尤其是颅内和舌根部良、恶性肿瘤的诊断和定位,以及脉管畸形、血管瘤的诊断和相关血管显像等方面。另外,对炎症和囊肿的检查也有临床参考价值。

三、穿刺检查

穿刺检查主要用于诊断和鉴别颌面部触诊有波动感或非实质性含液体的肿块性质,于常规消毒处理、局部麻醉后,用注射器刺入肿胀物抽取其中的液体等内容物,进行肉眼和显微镜观察。

(一)肉眼观察

通过颜色和性状的观察,初步确定是脓液、囊液还是血液。

(二)显微镜检查

不同液体在镜下有不同特点:脓液主要为中性粒细胞;慢性炎症时多为淋巴细胞;囊液内可见胆固醇结晶和少量炎症细胞;血液主要为红细胞。

(三)注意事项

(1)穿刺应在严格的消毒条件下选用适宜针头进行:①临床上脓肿穿刺多选用 8 号或 9 号粗针;②血管性病变选用 7 号针;③对唾液腺肿瘤和某些深部肿瘤用 6 号针头行穿刺细胞学检查,或称"细针吸取活检",除非特殊需要,多不提倡粗针吸取活检,以免造成癌细胞种植。

(2)穿刺检查应掌握正确的操作方法,注意进针的深度和方向以免损伤重要的组织结构。

(3)临床上如怀疑是颈动脉体瘤或动脉瘤,则禁忌穿刺。

(4)怀疑结核性病变或恶性肿瘤要注意避免因穿刺形成经久不愈的窦道或肿瘤细胞种植性残留。

四、选择性麻醉

选择性麻醉是通过局部麻醉的方法来判定引起疼痛的患牙。当临床难以对两颗可疑患牙做出最后鉴别,且两颗牙分别位于上、下颌或这两颗牙均在上颌但不相邻时,可采用选择性麻醉帮助确诊患牙。

(1)如两颗可疑痛源牙分别位于上、下颌,则对上颌牙进行有效的局部麻醉(包括腭侧麻醉),若疼痛消失,则上颌牙为痛源牙;反之则下颌牙为痛源牙。

(2)如两颗可疑牙均在上颌,则对位置靠前的牙行局部麻醉,若疼痛消失,则该牙为痛源牙;反之则位置靠后的牙为痛源牙。其原因是支配后牙腭根的神经由后向前走行。

五、实验室检查

(一)口腔微生物涂片检查

取脓液或溃疡、创面分泌物进行涂片检查,可观察、分析分泌物的性质和感染菌种,必要时可做细菌培养和抗生素药敏试验,以指导临床用药。

(二)活体组织检查

1.适应证

疑是肿瘤的肿块、长期不愈口腔溃疡(>2个月)、癌前病变、结核、梅毒性病变、放线菌病及口腔黏膜病变以及术后的标本确诊。

2.注意事项

(1)切取浅表或有溃疡的肿物不宜采用浸润麻醉,也不宜使用染料类消毒剂,黏膜病变标本取材不应少于 0.2 cm×0.6 cm。

(2)急性炎症期禁止活检,以免炎症扩散和加重病情。

(3)血管性肿瘤、血管畸形或恶性黑色素瘤一般不做活组织检查,以免造成大出血或肿瘤快速转移。

(4)范围明确的良性肿瘤,活检时应完整切除。

(5)疑为恶性肿瘤者,做活检的同时应准备手术、化学治疗(简称化疗)或放疗,时间尽量与活检时间间隔短,以免活检切除部分瘤体组织引起扩散或转移。

(三)血液检查

1.急性化脓性炎症

应查血常规、观察白细胞计数、分类计数。如白细胞计数升高提示有感染,但白细胞计数明显升高并有幼稚白细胞,则应考虑白血病。

2.口腔、牙龈出血

口腔黏膜有出血瘀点,有流血不止、术后止血困难,应查血常规、凝血功能和血小板计数。

3.口腔黏膜苍白、舌乳头萎缩、口舌灼痛

应查血红蛋白量和红细胞计数。

4.使用磺胺或抗生素类药物或免疫抑制剂药物

应定期进行血常规检查,注意白细胞变化。

(四)尿检查

重度牙周炎、创口不易愈合的患者,应检查尿常规,检查有无糖尿病。

第四章　龋　病

第一节　龋病的病因

龋病是以细菌为主的多因素综合作用的结果,主要致病因素包括细菌和牙菌斑生物膜、食物和蔗糖、宿主对龋病的敏感性等。

1890年著名的口腔微生物学家 W.D.Miller 第一次提出龋病与细菌有关,即著名的化学细菌学说。该学说认为龋病发生是口腔细菌产酸引起牙体组织脱矿的结果。口腔微生物通过合成代谢酶,分解口腔中的碳水化合物,形成有机酸,造成牙体硬组织脱钙。在蛋白水解酶的作用下,牙齿中的有机质分解,牙体组织崩解,形成龋洞。化学细菌学说的基本观点认为,龋病发生首先是牙体硬组织的脱矿溶解,再出现有机质的破坏崩解。Miller 学说是现代龋病病因学研究的基础,阐明了口腔细菌利用碳水化合物产酸、溶解矿物质、分解蛋白质的生物化学过程。

Miller 实验:①牙齿 + 面包(碳水化合物)+ 唾液——脱矿;②牙齿 + 脂肪(肉类)+ 唾液——无脱矿;③牙齿 + 面包(碳水化合物)+ 煮热唾液——无脱矿。

Miller 实验第一次清楚地说明,细菌是龋病发生的根本原因,细菌、食物、牙齿是龋病发生的共同因素。对细菌在口腔的存在形式没有说明,也未能分离出致龋菌。

1947年,Gottlieb 提出蛋白溶解学说。认为龋病的早期损害首先发生在有机物较多的牙体组织部位,如釉板、釉柱鞘、釉丛和牙本质小管,这些部位含有大量的有机物质。牙齿表面微生物产生的蛋白水解酶使有机质分解和液化,晶体分离,结构崩解,形成细菌侵入的通道。细菌再利用环境中的碳水化合物产生有机酸,溶解牙体硬组织。龋病是牙组织中有机质先发生溶解性破坏,再出现细菌产酸溶解无机物脱矿的结果。该学说未证实哪些细菌能产生蛋白水解酶,动物实验未能证明蛋白水解酶的致龋作用。

1955 年,Schatz 提出了蛋白溶解螯合学说。认为龋病的早期是从牙面上的细菌和酶对釉质基质的蛋白溶解作用开始,通过蛋白溶解释放出各种螯合物质包括酸根阴离子、氨基、氨基酸、肽和有机酸等,这些螯合剂通过配位键作用与牙体中的钙形成具有环状结构的可溶性螯合物,溶解牙体硬组织的羟磷灰石,形成龋样损害。螯合过程在酸性、中性及碱性环境下都可以发生,该学说未证实引起病变的螯合物和蛋白水解酶。蛋白溶解学说和蛋白溶解螯合学说的一个共同问题是在自然情况下,釉质的有机质含量低于 1%,如此少的有机质要使 90% 以上的矿物质溶解而引起龋病,该学说缺乏实验性证据。

Miller 化学细菌学说和 Schatz 蛋白溶解螯合学说的支持者们在随后的几十年里展开了激烈的争论,化学细菌学说在很长一段时间占据了主流地位。近六十年来在龋病研究领域的相关基础和临床研究均主要围绕细菌产酸导致牙体硬组织脱矿而展开,龋病病因研究进入了"酸蚀时代"时期。

随着近年来对牙菌斑生物膜致病机制的研究进展,特别是对牙周生物膜细菌引起的宿主固有免疫系统失衡进而引起牙周病发生的分子机制的深入研究,人们重新认识到蛋白溶解过程在龋病的发生发展过程中的重要作用。目前认为,细菌酸性代谢产物或环境其他酸性物质引起釉质的溶解后,通过刺激牙本质小管,在牙本质层引起类似炎症的宿主反应过程,继而引起牙本质崩解。值得注意的是,牙本质蛋白的溶解和牙本质结构的崩解并不是由"蛋白溶解学说"或"蛋白溶解螯合学说"中所提到的细菌蛋白酶所造成,而是由宿主自身的内源性金属基质蛋白酶(MMPs),如胶原酶所引起。这种观点认为龋病是系统炎症性疾病,龋病和机体其他部位的慢性感染性疾病具有一定的相似性,即龋病是由外源性刺激因素,如细菌的各种致龋毒力因子诱导宿主固有免疫系统失衡,造成组织破坏,牙体硬组织崩解。

随着现代科学技术的发展,大量的新研究方法、新技术和新设备用于口腔医学基础研究,证实龋病确是一种慢性细菌性疾病,在龋病的发生过程中,细菌、牙菌斑生物膜、食物、宿主及时间都起了十分重要的作用,即四联因素学说(图 4-1)。该学说认为,龋病的发生必须是细菌、食物、宿主三因素在一定的时间和适当的空间、部位内共同作用的结果,龋病的发生要求有敏感的宿主、致病的细菌、适宜的食物及足够的时间。由于龋病是发生在牙体硬组织上,从细菌在牙齿表面的黏附,形成牙菌斑,到出现临床可见的龋齿,一般需要 6～12 个月的时间。特殊龋除外,如放疗后的猖獗龋。因此,时间因素在龋病病因中有着十分重要的意义,有足够的时间开展龋病的早期发现、早期治疗。四联因素学说对龋病的发生机制作了较全面的解释,被认为是龋病病因的现代学说,被全世界所公认。

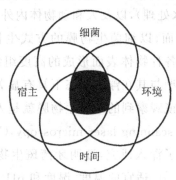

图 4-1　龋病发生的四联因素

一、细菌因素

龋病是一种细菌性疾病,细菌是在龋病的发生中扮演着核心角色,大量的研究证明没有细菌就没有龋病。无菌动物实验发现,在无菌条件下饲养的动物不产生龋,使用抗生素能减少龋的发生。由龋损部位分离出的致病菌接种于动物,能引起动物龋或离体牙人工龋损。临床上也发现未萌出的牙不发生龋,一旦暴露在口腔中与细菌接触就可能发生龋。

口腔中的细菌约 500 种,与龋病发生关系密切的细菌必须具备较强的产酸力、耐酸力;能利用糖类产生细胞内外多糖;对牙齿表面有强的黏附能力;合成蛋白溶解酶等生物学特性,目前认为变异链球菌、乳酸杆菌、放线菌等与人龋病发生有着密切的关系。

细菌致龋的首要条件是必须定植在牙齿表面,克服机械、化学、物理、免疫的排异作用,细菌产生的有机酸需对抗口腔中强大的缓冲系统,常难以使牙体组织脱矿。只有在牙菌斑生物膜特定微环境条件下,细菌产生有机酸聚积,造成牙齿表面 pH 下降,矿物质重新分布,出现牙体硬组织脱矿产生龋。因此,牙菌斑生物膜是龋病发生的重要因素。

二、牙菌斑生物膜

20 世纪 70 年代以后,随着科学技术的发展,对细菌致病有了新的认识。1978 年美国学者 Bill Costerton 率先进行了细菌生物膜的研究,并提出了生物膜理论。随后细菌生物膜真正作为一门独立学科而发展起来,其研究涉及微生物学、免疫学、分子生物学、材料学和数学等多学科。90年代后,美国微生物学者们确立了"细菌生物膜"这个名词,将其定义为附着于有生命和无生命物体表面被细菌胞外大分子包裹的有组织的细菌群体。这一概念认为在自然界、工业生产环境(如发酵工业和废水处理),以及人和动物体内外,绝大多数细菌是附着在有生命或无生命物体的表面,以细菌生物膜的方式生长,而不是以浮游方式生长。细菌生物膜是细菌在各种物体表面形成的高度组织化的多细胞结构,细菌在生物膜状态下的生物表型与其在浮游状态下具有显著差异。

人类第一次借助显微镜观察到的细菌生物膜就是人牙菌斑生物膜。通过激光共聚焦显微镜(confocal scanning laser microscopy,CSLM)结合各种荧光染色技术对牙菌斑生物膜进行了深入研究,证明牙菌斑生物膜是口腔微生物的天然物膜。口腔为其提供营养、氧、适宜的温度、湿度和pH。牙菌斑生物膜是黏附在牙齿表面以微生物为主体的微生态环境,微生物在其中生长代谢、繁殖衰亡,细菌的代谢产物,如酸和脂多糖等,对牙齿和牙周组织产生破坏。牙菌斑生物膜主要由细菌和基质组成,基质中的有机质主要有不可溶性多糖、蛋白质、脂肪等,无机质包含钙、磷、氟等。

牙菌斑生物膜的基本结构包括基底层获得性膜,中间层和表层(图4-2)。唾液中的糖蛋白选择性地吸附在牙齿表面形成获得性膜,为细菌黏附与定植提供结合位点。细菌黏附定植到牙菌斑生物膜表面形成成熟的生物膜一般需要5~7天时间。对牙菌斑生物膜的结构研究发现,菌斑成熟的重要标志是在牙菌斑生物膜的中间层形成丝状菌成束排列,球菌和短杆菌黏附其表面的栅栏状结构,在表层形成以丝状菌为中心,球菌或短杆菌黏附表面的谷穗状结构(图4-3)。

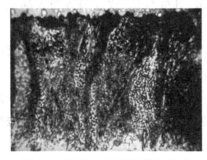

图 4-2　牙菌斑生物膜的基本结构

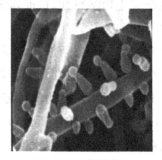

图 4-3　谷穗状结构

牙菌斑生物膜一经形成,紧密附着于牙齿表面,通过常用的口腔卫生措施如刷牙并不能有效消除。紧靠牙齿表面的牙菌斑生物膜的深层由于处于缺氧状态,非常有利于厌氧菌的生长代谢,细菌利用糖类进行无氧代谢,产生大量的有机酸,堆积在牙菌斑生物膜与牙齿表面之间的界面,使界面 pH 下降,出现脱矿导致龋病。牙菌斑生物膜是龋病发生的必要条件,没有菌斑就没有龋病。动物实验和流行病学调查研究表明控制菌斑能有效地减少龋病发生。

关于牙菌斑生物膜的致龋机制有 3 种主流学说。

(一)非特异性菌斑学说

龋病不是口腔或牙菌斑生物膜中特殊微生物所致,而是牙菌斑生物膜中细菌共同作用的结果,细菌所产生的致病性产物超过了机体的防卫能力,导致龋病。

(二)特异性菌斑学说

龋病是由牙菌斑生物膜中的特殊细菌引起的,这些特殊细菌就是与龋病发生关系密切的致龋菌。研究已经证实,牙菌斑生物膜中与龋病发生关系密切的致龋菌都是口腔常驻微生物群,非致龋菌在条件适宜时也可以引起龋病。

(三)生态菌斑学说

牙菌斑生物膜致龋的最新学说,认为牙菌斑生物膜内微生物之间、微生物与宿主之间处于动态的生态平衡,不发生疾病;一旦条件改变,如摄入大量的糖类食物、口腔内局部条件的改变、机体的抵抗力下降等,正常口腔微生态失调,正常口腔或牙菌斑生物膜细菌的生理性组合变为病理性组合,一些常驻菌成为条件致病菌,产生大量的致病物质,如酸性代谢产物,导致其他非耐酸细菌生长被抑制,产酸耐酸菌过度生长,最终引起牙体硬组织脱矿,发生龋病。根据生态菌斑学说的基本观点,龋病有效防治的重点应该是设法将口腔细菌的病理性组合恢复为生理性的生态平衡。

三、食物因素

食物是细菌致龋的重要物质基础。食物尤其是碳水化合物通过细菌代谢作用于牙表面,引起龋病。

碳水化合物是诱导龋病最重要的食物,尤其是蔗糖。糖进入牙菌斑生物膜后,被细菌利用产生细胞外多糖,参与牙菌斑生物膜基质的构成,介导细菌对牙齿表面的黏附、定植。合成的细胞内多糖是细菌能量的储存形式,保持牙菌斑生物膜持续代谢。糖进入牙菌斑生物膜的外层,氧含量较高,糖进行有氧氧化,产生能量供细菌生长、代谢。牙菌斑生物膜的深层紧贴牙齿表面,由于缺氧或需氧菌的耗氧,进行糖无氧酵解,产生大量的有机酸并堆积在牙齿与牙菌斑生物膜之间的界面内,不易被唾液稀释,菌斑 pH 下降,脱矿致龋。

细菌产生的有机酸有乳酸、甲酸、丁酸、琥珀酸,其中乳酸量最多。糖的致龋作用与糖的种类、糖的化学结构与黏度、进糖时间与频率等有十分密切的关系。葡萄糖、麦芽糖、果糖、蔗糖可以使菌斑 pH 下降到 4.0 或更低;乳糖、半乳糖使菌斑 pH 下降到 5.0;糖醇类,如山梨醇、甘露醇不被细菌利用代谢产酸,不降低菌斑 pH。淀粉因相对分子质量大,不易扩散入生物膜结构中,不易被细菌利用。含蔗糖的淀粉食物则使菌斑 pH 下降更低,且持续更长的时间。糖的致龋性能大致可以排列为蔗糖>葡萄糖>麦芽糖、乳糖、果糖>山梨糖醇>木糖醇。蔗糖的致龋力与其分子结构中单糖部分共价键的高度水解性有关。

龋病"系统炎症性学说"认为,碳水化合物除了为产酸细菌提供代谢底物产酸以及介导细菌生物膜的黏附外,其致龋的另一重要机制是通过抑制下丘脑对腮腺内分泌系统的控制信号。腮腺除了具有外分泌功能(唾液的分泌)外,还具有内分泌功能,可控制牙本质小管内液体的流动方向。正常情况下,在下丘脑-腮腺系统的精密控制下,牙本质小管内液体由髓腔向釉质表面流动,有利于牙体硬组织营养成分的供给和牙齿表面堆积的酸性物质的清除。研究发现,高浓度碳水化合物可能通过升高血液中氧自由基的量,抑制下丘脑对腮腺内分泌功能的调节。腮腺内分泌功能的抑制将导致牙本质小管内液体流动停滞甚至逆转,进而使牙体组织更容易受到细菌产酸的破坏。由于牙本质小管液体的流动还与牙本质发育密切相关,对于牙本质尚未发育完成的年轻人群,高浓度碳水化合物对牙本质小管液体流动方向的影响还可能直接影响其牙本质的发育和矿化,该理论一定程度上科学解释 10 岁以下年龄组常处于龋病高发年龄段这一流行病学调查结果。

食物中的营养成分有助于牙发育。牙齿萌出前,蛋白质能影响牙齿形态、矿化程度,提高牙齿自身的抗龋能力。纤维性食物如蔬菜、水果等不易黏附在牙齿表面,有一定的清洁作用,能减少龋病的发生。根据"系统炎症性学说",龋病的发生与细菌代谢产物刺激产生的大量氧自由基与机体内源性抗氧自由基失衡进而导致牙体组织的炎性破坏有关。因此,通过进食水果、蔬菜可获取外源性抗氧化剂中和氧自由基的促炎作用,对维持牙体硬组织的健康具有潜在作用。

四、宿主因素

不同个体对龋病的敏感性是不同的,宿主对龋的敏感性包括唾液成分、唾液流量、牙齿形态结构以及机体的全身状况等。

(一)牙齿

牙齿的形态、结构、排列和组成受到遗传、环境等因素的影响。牙体硬组织矿化程度、化学组成、微量元素等直接关系到牙齿的抗龋力。牙齿点隙窝沟是龋病的好发部位,牙齿排列不整齐、拥挤、重叠等易造成食物嵌塞,产生龋病。

(二)唾液

唾液在龋病发生中起着十分重要的作用。唾液是牙齿的外环境,影响牙发育。唾液又是口腔微生物的天然培养基,影响细菌的黏附、定植、牙菌斑生物膜的形成。唾液的质和量、缓冲能力、抗菌能力及免疫能力与龋病的发生有密切关系,唾液的物理、化学、生物特性的个体差异也是龋病发生个体差异的原因之一。

唾液钙、磷酸盐及钾、钠、氟等无机离子参与牙齿生物矿化,维持牙体硬组织的完整性,促进萌出后牙体硬组织的成熟,也可促进脱矿组织的再矿化。重碳酸盐是唾液重要的缓冲物质,能稀释和缓冲细菌产生的有机酸,有明显的抗龋效应。唾液缓冲能力的大小取决于重碳酸盐的浓度。

唾液蛋白质在龋病的发生中起重要的作用。唾液黏蛋白是特殊类型的糖蛋白,吸附在口腔黏膜表面形成一种保护膜,阻止有害物质侵入体内。黏蛋白能凝集细菌,减少对牙齿表面的黏附。唾液糖蛋白能选择性地吸附在牙齿表面形成获得性膜,为细菌黏附提供了有利条件,是牙菌斑生物膜形成的第一步,获得性膜又称为牙菌斑生物膜的基底层,也可以阻止细菌有机酸对牙齿的破坏。富脯蛋白、富酪蛋白、多肽等能与羟磷灰石结合,在维护牙完整性、获得性膜的形成、细菌的黏附定植中起重要的作用,唾液免疫球蛋白还能阻止细菌在牙齿表面的黏附。

(三)遗传因素

遗传因素对宿主龋易感性也具有一定的影响。早在 20 世纪 30 年代就有学者对龋病发生与宿主遗传因素的关联进行了调查研究分析。直到近年来随着全基因组关联分析(genome wide association study,GWAS)在人类慢性疾病研究领域的盛行,学者们逐渐开始试图通过基因多形性分析定位与人类龋病发生相关的基因位点。已发现个别与唾液分泌、淋巴组织增生、釉质发育等相关基因位点的突变与宿主龋病易感性相关,由于龋病的发生还受到细菌生化反应及众多不可预知环境变量因素的影响,关于龋病全基因组关联分析研究的数量还较少,目前尚不能对宿主基因层面的遗传因素和龋病易感性的相关性做出明确的结论。作为困扰人类健康最重要的口腔慢性疾病,宿主与口腔微生物间的相互作用和进化关系,将导致宿主遗传因素在龋病的发生过程中起到重要的作用。

五、时间因素

龋病是发生在牙体硬组织的慢性破坏性疾病,在龋病发生的每一个阶段都需要一定的时间才能完成。从唾液糖蛋白选择性吸附在牙齿表面形成获得性膜、细菌黏附定植到牙菌斑生物膜的形成,从糖类食物进入口腔被细菌利用产生有机酸到牙齿脱矿等均需要时间。从牙菌斑生物膜的形成到龋病的发生一般需要 6~12 个月的时间。在此期间,对龋病的早期诊断、早期干预和预防能有效地降低龋病的发生。因此,时间因素在龋病发生、发展过程和龋病的预防工作领域具有十分重要的意义。

值得注意的是,四联因素必须在特定的环境中才易导致龋病,这个特定的环境往往是牙上的点隙裂沟和邻面触点龈方非自洁区。这些部位是龋病的好发区,而在光滑牙面上很难发生龋病。在龋病的好发区,牙菌斑生物膜容易长期停留,为细菌的生长繁殖、致病创造了条件。同时,这些好发区多为一个半封闭的生态环境,在这样一个环境内,营养物、细菌等容易进入,使环境内产生的有害物质不易被清除,好发区的氧化还原电势相对较低,有利于厌氧菌及兼性厌氧菌的生长和糖酵解产酸代谢的发生,细菌酸性代谢产物在牙菌斑生物膜内堆积,将抑制非耐酸细菌的生长,导致产酸耐酸菌的过度生长,最终导致牙菌斑生物膜生态失衡,形成龋病。

六、与龋病发生相关的其他环境因素

流行病学研究显示,环境因素(如宿主的行为习惯、饮食习惯等)与龋病的发生显著相关。宿主的社会经济地位(socio economical status,SES)与龋病的发生也有密切关系。较低的社会经济地位与宿主的受教育程度,对自身健康状态的关注度和认知度,日常生活方式、饮食结构以及获取口腔医疗的难易程度密切相关。上述各种因素结合在一起,在龋病发生和发展过程中扮演了重要地位。进一步研究发现,口腔卫生习惯与社会经济地位及受教育程度也密切相关,而刷牙的频率对于龋病的发生和发展程度有显著的影响,宿主居住环境的饮用水是否含氟对龋病的发生也有一定的影响。家庭成员的多少与龋病的发生也有密切关系,流行病学调查显示,来自具有较多家庭成员家庭的宿主往往具有较高的DMFT 指数。

第二节 龋病的临床表现

龋病的破坏过程是牙体组织内脱矿与再矿化交替进行的过程,当脱矿速度大于再矿化,龋病发生。随着牙体组织的无机成分溶解脱矿,有机组织崩解,病损扩大,从釉质进展到牙本质。在这个病变过程中,牙体组织出现色、质、形的改变。

一、牙齿光泽与颜色改变

龋病硬组织首先累及釉质,釉柱和柱间羟磷灰石微晶体脱矿溶解,牙体组织的折光率发生变化。病变区失去半透明而成为无光泽的白垩色;脱矿的釉质表层孔隙增大,易于吸附外来食物色素,患区即可能呈现棕色、褐色斑。龋坏牙本质也出现颜色改变,呈现灰白、黄褐甚至棕黑色。龋洞暴露时间愈长,进展愈慢,颜色愈深。外来色素、细菌代谢色素产物,牙本质蛋白质的分解变色物质,共同造成了龋坏区的变色。

二、牙体组织缺损

龋病的发展是一个持续的、动态的过程,随时间的推移,出现由表及里的组织缺损。早期龋在釉质表现为微小表层损害,逐步沿釉柱方向推进,并在锐兹线上横向扩展,形成锥状病变区。由于釉柱排列的方向,在光滑牙面呈放射状,在点隙裂沟区呈聚合状,光滑牙面上锥形龋损的顶部位于深层,点隙裂沟内锥形龋损的顶部位于表层(图4-4)。

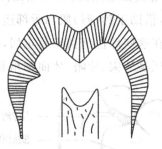

图4-4 龋损的锥形病变

牙本质内矿物质含量较少,龋病侵入牙本质后,破坏速度加快,并易沿釉牙本质界及向深层扩展,牙本质发生龋损时,由于顺着釉牙本质界扩展,可以使部分釉质失去正常牙本质支持成为无基釉。无基釉性脆,咀嚼过程中不能承受咬合力时,会碎裂、破损,最终形成龋洞。

三、牙齿光滑度和硬度改变

釉质、牙骨质或牙本质脱矿后都会出现硬度下降。临床上使用探针检查龋坏变色区有粗糙感,失去原有的光滑度。龋坏使牙体组织脱矿溶解后,硬度下降更为明显,呈质地软化的龋坏组织用手工器械即可除去。

四、进行性破坏

牙齿一旦罹患龋病,就会不断地、逐渐地被破坏,由浅入深,由小而大,牙体组织被腐蚀,成为残冠、残根。牙体组织破坏的同时,牙髓组织受到侵犯,引起牙髓炎症,甚至牙髓坏死,引起根尖周病变。这一过程可能因机体反应的不同,持续时间的长短有所差异。牙体硬组织一旦出现缺损,若不经过治疗,或龋病发生部位的环境不变,病变过程将不断发展,难以自动停止,缺失的牙体硬组织不能自行修复愈合。

五、好发部位

龋病的发生,必然首先要在坚硬的牙齿表面上出现一处因脱矿而破坏了完整性的突破点,这个突破点位于牙菌斑生物膜——牙齿表面的界面处。如果牙菌斑生物膜存在一个短时期就被清除,如咀嚼或刷洗,脱矿作用中断,已出现的脱矿区可由于口腔环境的再矿化作用得以修复。

牙齿表面一些细菌易于藏匿而不易被清除的隐蔽区就成为牙菌斑生物膜能长期存留而引起龋病的好发部位。临床上将这些部位称为牙齿表面滞留区,常见的有点隙裂沟的凹部、两牙邻接面触点的区域、颊(唇)面近牙龈的颈部(图4-5)。牙面自洁区指咀嚼运动中,借助于颊(唇)肌和舌部运动、纤维类食物的摩擦及唾液易于清洗的牙齿表面。在这些部位细菌不易定居,故不易形成牙菌斑生物膜,龋病也就不易发生。自洁区是牙尖、牙嵴、牙面轴角和光滑面部位。

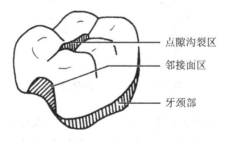

点隙沟裂区

邻接面区

牙颈部

图4-5 牙齿表面滞留区

(一)好发牙

由于不同牙的解剖形态及其生长部位的特点有别,龋病在不同牙的发生率也不同。流行病学调查资料表明,乳牙列中以下颌第二乳磨牙患龋最多,顺次为上颌第二乳磨牙、第一乳磨牙、乳上前牙,患龋最少的是乳下前牙(图 4-6)。在恒牙列中,患龋最多的是下颌第一磨牙,顺次为下颌第二磨牙、上颌第一磨牙、上颌第二磨牙、前磨牙、第三磨牙、上前牙,最少为下前牙(图 4-7)。

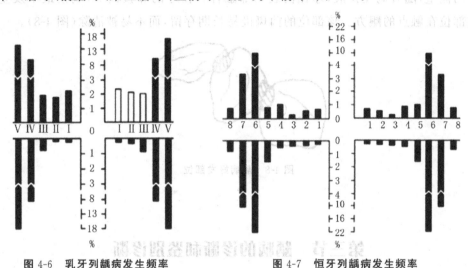

图 4-6　乳牙列龋病发生频率　　　　图 4-7　恒牙列龋病发生频率

从不同牙的患龋率情况来看,牙面滞留区多的牙,如点隙沟最多的下颌第一磨牙和形态酷似它的第二乳磨牙,其患龋率最高;牙面滞留区最少的下前牙,龋病发生最少。下颌前牙舌侧因有下颌下腺和舌下腺在口底的开口,唾液的清洗作用使其不易患龋病。

(二)好发牙面

同一个牙上龋病发病最多的部位是咬合面,其次是邻面、颊(唇)面,最后是舌(腭)面。

面是点隙裂沟滞留区最多的牙面,其患龋也最多,特别是青少年中。邻面触点区在接触紧密、龈乳突正常时,龋病不易发生。但随着年龄增长,触点磨损,牙龈乳突萎缩或牙周疾病导致邻面间隙暴露,形成的滞留区中食物碎屑和细菌均易于堆积隐藏,难于自洁,也不易人工刷洗,龋病发生频率增加。

唇颊面是牙齿的光滑面,有一定的自洁作用,也易于牙刷清洁,后牙的颊沟,近牙龈的颈部是滞留区,龋病易发生。在舌腭面既有舌部的摩擦清洁,滞留区又少,很少发生龋齿。在某些特殊情况下,如牙齿错位、扭转、阻生、排列拥挤时,可以在除邻面以外的其他牙面形成滞留区,牙菌斑生物膜长期存留,发生龋病。

(三)牙面的好发部位

第一和第二恒磨牙龋病最先发生的部位以中央点隙为最多,其次为𬌗面的远中沟、近中沟、颊沟和近中点隙。在点隙裂沟内,龋损最早发生于沟底部在沟的两侧壁,随着病变扩展,才在沟裂底部融合。在牙的邻接面上,龋损最早发生的部位在触点的龈方。该部位的菌斑极易长期存留,而不易被清除(图4-8)。

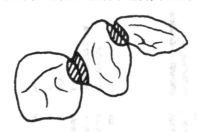

图 4-8 龋病好发部位

第三节 龋病的诊断和鉴别诊断

龋病是一种慢性进行性、破坏性疾病。从细菌开始在牙齿表面的黏附与定植,形成牙菌斑生物膜,到引起临床上肉眼可见的龋损发生,一般需要 6～12 个月的时间。对龋病的早期诊断、早期治疗、早期预防有着十分重要的意义,它能有效地阻止龋病的进一步发展。一般情况下,用常规检查器械即可做出正确诊断,对某些疑难病例,可以采用 X 线照片或其他的特殊检查方法。

一、常规诊断方法

(一)视诊

对患者主诉区龋病好发部位的牙齿进行仔细检查,注意点隙裂沟区有无变色发黑,周围有无呈白垩色或灰褐色釉质,有无龋洞形成;邻面边缘嵴区有无釉质下的墨渍变色,有无可见的龋洞。对牙冠颈缘区的观察应拉开颊部,充分暴露后牙颊面,以免漏诊。视诊应对龋损是否存在,损害涉及的范围程度,得出初步印象。

(二)探诊

运用尖锐探针对龋损部位及可疑部位进行检查。检查时应注意针尖部能否插入点隙裂沟及横向加力能否钩挂在点隙中。如龋洞已经形成,则应探查洞的深度及范围,软龋质的硬度和量的多少。怀疑邻面龋洞存在又无法通过视诊发现时,主要利用探针检查邻面是否有明显的洞边缘存在,有无钩挂探针的现象。

探诊也可用作机械刺激,探查龋洞壁及釉牙本质界和洞底,观察患者有无酸痛反应。深龋时,应用探针仔细检查龋洞底、髓角部位,有无明显探痛点及有无穿通髓腔,以判断牙髓状态及龋洞底与牙髓的关系。在进行深龋探察时,为了弄清病变范围,有时还必须做诊断性备洞。

(三)叩诊

无论是浅、中、深龋,叩诊都应呈阴性反应。就龋病本身而言,并不引起牙周组织和根尖周围组织的病变,故叩诊反应为阴性。若龋病牙出现叩痛,应考虑并发症出现。

二、特殊诊断方法

(一)温度诊法

龋病的温度诊主要用冷诊检查。采用氯乙烷棉球或细冰棍置于被检牙面,反应敏锐且定位准确,效果较好;也可用酒精棉球或冷水刺激检查患牙。以刺激是否迅速引起尖锐疼痛,刺激去除后,疼痛是立即消失抑或是持续存在一段时间来判断病情。

热诊则可用烤热的牙胶条进行。温度诊应用恰当,对龋病的诊断,尤其是深龋很有帮助。采用冰水或冷水刺激时,应注意水的流动性影响龋损的定位,并与牙颈部其他原因所致牙本质暴露过敏相鉴别。

(二)牙线检查

邻面触点区的龋坏或较小龋洞,不易直接视诊,探针判定有时也有困难,可用牙线从牙相邻面间隙穿入,在横过邻面可疑区时,仔细做水平向拉锯式运动,以体会有无粗糙感,有无龋洞边缘挂线感;牙线从牙颈部间隙拉出后,观察有无发毛、断裂痕等予以判断。注意应与牙石做鉴别。

(三)X线检查

隐蔽的龋损,在不能直接视诊,探诊也有困难时,可通过X线片检查辅助诊断,如邻面龋、潜行龋和充填物底壁及周缘的继发龋。龋损区因脱矿而在牙体硬组织显示出透射度增大的阴影,确定诊断。临床上,邻面龋诊断很困难,必须通过拍片检查,如根尖片和咬翼片。

邻面龋应与牙颈部正常的三角形低密度区鉴别:龋损表现为形态不一、大小不定的低密度透射区;釉质向颈部移行逐渐变薄形成的三角形密度减低区形态较规则,相邻牙颈部的近、远中面对称出现。

继发龋应与窝洞底低密度的垫底材料相区别:后者边缘锐利,与正常组织分界明显。此外,X线片还可以判断深龋洞底与牙髓腔的关系:可根据二者是否接近、髓角是否由尖锐变得低平模糊、根尖周骨硬板是否消失及有无透射区,间接了解牙髓炎症程度,与深龋鉴别。应当注意:X线片是立体物体的平面投影,存在影像重叠,变形失真。当早期龋损局限于釉质或范围很小时,照片难于表现,对龋髓关系的判断,必须结合临床检查。

(四)诊断性备洞

诊断性备洞是指在未麻醉的条件下,通过钻磨牙体,根据患者是否感到酸痛,来判断患牙是否有牙髓活力。诊断性备洞是判断牙髓活力最可靠的检查方法,但由于钻磨时要去除牙体组织或破坏修复体,该方法的使用只有在其他方法都不能判定牙髓状况时才考虑采用。

三、诊断新技术

龋病是牙体组织的慢性进行性细菌性疾病,可发生于牙的任何部位,主要特征是牙齿色、形、质的改变,这种典型的病理改变对龋病的临床诊断有重要参考价值。目前临床上主要靠临床检查和 X 线片检查来诊断龋病,但对隐匿区域发生的龋坏和早期龋的临床诊断比较困难,随着科学技术的高速发展,一些新的技术和方法被用于龋病的诊断,进而大大提高了龋病诊断的准确性和灵敏性。

(一)光导纤维透照技术

光导纤维透照技术(FOTI)是利用光导纤维透照系统对可疑龋坏组织进行诊断的方法,其原理是基于龋坏组织对光的透照指数低于正常组织,因而显示为较周围正常组织色暗的影像。

FOTI 技术的具体使用方法是在检查前让患者漱口以清除牙面的食物残渣,如有大块牙石也应清除,然后将光导纤维探针放在所要检查的牙邻面触点以下,颊、舌侧均可,通过𬌗面利用口镜的反光作用来观察牙面的透射情况。起初,FOTI 技术诊断灵敏性不高的原因是通过光导纤维所发散出来的光束过于分散,所显示牙面的每个细节不那么清楚,而导致漏诊。新近使用的光导纤维系统是采用装有石英光圈灯的光源和一个变阻器,前者可发散出一定强度的光,后者则可使光的强度达到最大。检查时需要口镜、光导纤维探针,探针的直径在 0.5 mm 左右,以便能放入内宽外窄的牙间隙中并产生一道窄的透照光。

FOTI 技术诊断邻面牙本质龋具有重复性好,使用方便,无特殊技术要求,患者无不适感,对医患均无放射线污染、无重影、无伪影等优点,使之日益成为诊断邻面龋的好方法之一。FOTI 技术作为一项新的诊断邻面龋的技术,较 X 线片更为优越,随着研究的进一步深入,通过对光导纤维系统的改进,如光束强度、发散系数以及探针的大小,一定会日臻完善。

(二)电阻抗技术

点隙裂沟由于其结构复杂,难以清理,成为龋病最好发的部位之一,一般来说,临床上依其色、形、质的改变,凭借肉眼和探针是可以诊断的,对咬合面点隙裂沟潜行性龋,仅靠肉眼和探针易漏诊,电阻抗技术主要用于在咬合面点隙裂沟龋的诊断,方法简单、灵敏、稳定。

电阻抗技术是利用电位差测定牙的电阻来诊断龋病的一种方法。该技术通过特制的探针测量牙的电阻,探针头可发出较小的电流,通过釉质、牙本质、髓腔后由手柄返回该仪器。研究表明,釉质的电阻最高,随着龋病的发展,电阻逐渐下降。操作者将探针尖放在所检查牙的某几个部位上,仪器上便可显示出数据来说明该部位是正常的或是脱矿以及脱矿程度,同时做出永久性的数据记录。

(三)超声波技术

超声波技术是用超声波照射到牙齿表面,通过测量回音的强弱来判断是否有龋病及其损害程度的一种方法,目前常用的超声波是中心频率为 18 MHz 的超声波。

假设完整釉质的含矿率为 100%,有一恒定的超声回音,脱矿釉质或釉牙本质界处的回音率则大不相同,它们回音率的大小与龋坏组织中含矿物质量的多少有着明显的关系,只要所含矿物质量有很小的变化,超声回音将有很大的改变,进一步的研究还在进行中,超声波对龋病的诊断,特别是早期龋病的发现上将有很大的推进作用。

(四)弹性模具分离技术

弹性模具分离技术是从暂时牙分离技术发展起来的一种新的龋病诊断技术。主要原理是利用物体的楔力将紧密接触的相邻牙暂时分开,以达到诊断牙邻面龋病加以治疗的一种方法。

弹性分离模具主要由一圆形的富有弹性的橡皮圈和一带有鸟嘴的钳子组成。使用时将橡皮圈安装在钳子上,轻而缓慢地打开钳子,这时圆形的橡皮圈变成长椭圆形,将其下半部分缓缓放进牙齿之间的接触区内,然后取出钳子,让橡皮圈留在牙间隙内;一周以后,两颗原来紧密接触的牙间将出现一 0.5~1.0 mm 大小的间隙,观察者即可从口内直接观察牙接触区域内的病变情况。观察或治疗完毕,取出模具,牙之间的间隙将在 48 小时内关闭。

弹性模具分离技术可用来诊断临床检查和 X 线片不能确诊的根部邻面龋;使预防性制剂直接作用于邻面;便于观察龋坏的发展和邻面龋的充填。该技术的优点是能明确判断邻面有无龋坏;提供一个从颊舌向进入邻面龋坏组织的新途径;无放射线污染;患者可耐受,迅速,有效,耗费低;广泛用于成人、儿童的前、后牙邻面。对于邻面中龋洞形的制备,采用该方法后可不破坏边缘嵴,可避免充填物悬突的产生。该技术存在的主要问题是增加患者就诊次数;可出现咬合不适;如果弹性模具脱落,将导致诊断和治疗的失败;可能会给牙龈组织带来不必要的损伤等。

弹性模具分离技术给邻面龋的诊断和治疗带来了方便,它不但避免了 X 线片在诊断邻面龋时的重叠、伪影现象,减少了污染,而且使邻面龋的诊断更为直接、准确。

(五)染色技术

染色技术(dyes)为使用染料对可疑龋坏组织染色,通过观察正常组织与病变组织不同的着色诊断龋病。通常用 1% 的碱性品红染色,有病变的组织着色从而可助鉴别。

临床上将龋坏组织分为不可再矿化层和可再矿化层,这两层的化学组成不同,可通过它们对染料的染色特性来诊断龋病的有无及程度。

(六)定量激光荧光法

定量激光荧光法(quantitative laser fluorescence,QLF)是对釉质脱矿的定量分析,成为一种探察早期龋的非创伤性的敏感方法。其原理是运用蓝绿范围的可见激光作为光源,激发牙产生激光,根据脱矿釉质与周围健康釉质荧光强度的差异来定量诊断早期龋。由氩离子激光器发出的蓝绿光激发荧光,用高透过的滤过镜观察釉质在黄色区域发出的荧光,可滤过牙的散射蓝光,脱矿的区域呈黑色。临床研究表明 QLF 能提高平滑面龋、沟裂龋早期诊断的准确性及敏感性,还能在一定时期内对龋损的氟化物治疗进行追踪观察了解病变的再矿化情况。QLF对龋病的早期诊断、早期预防及早期治疗都有积极的意义。随着研究的不断深入,人们在寻求便捷的光源、适合的荧光染色剂、准确可靠的数据分析方法。相关的新技术有染色增强激光荧光(dye-enhance laser fluorescence, DELF)、定量光导荧光、光散射、激光共聚焦扫描微镜等。

(七)其他新兴技术

增加视野的方法,如白光内镜技术、光性龋病监测器、紫外光诱导的荧光技术、龋坏组织碳化等放大技术、不可见光影像技术、数字根尖摄影技术、数字咬翼摄影技术、放射屏幕影像技术(radio visio graphy,RVG)等。

龋病诊断方法很多,传统的口镜探针检查法、X线片检查法及各种新技术均有一定的价值,每种方法都有其优缺点,没有任何一种方法可以对所有牙位、牙面的龋坏做出明确诊断。FOTI技术主要用于邻面龋的诊断,电阻抗技术多用于𬌗面沟裂龋的诊断,超声波技术主要用于早期龋的诊断,而弹性模具分离技术则主要用于邻接面隐匿龋的诊断等。因此尚需研究和开发新的龋诊断技术和诊断设备,使之趋于更加准确和完善。

四、鉴别诊断

点隙裂沟浅龋因其部位独特,较易判断。光滑面浅龋,在早期牙体缺损不明显阶段,只有光泽和色斑状改变,与非龋性牙体硬组织疾病有相似之处。

(一)釉质钙化不全

牙发育期间,釉质在钙化阶段受到某些因素干扰,造成釉质钙化不全,表现为釉质局部呈现不规则的不透明、白垩色斑块,无牙体硬组织缺损。

(二)釉质发育不全

牙发育过程中,釉质基质的形成阶段受到某些因素的影响造成釉质发育不全。表现为釉质表面有点状或带条状凹陷牙质缺损区,有白垩色、黄色或褐色的改变。

(三)氟斑牙

牙发育期间,摄取过多氟,造成慢性氟中毒,引起氟斑牙又称斑釉症。依据摄氟的浓度、时间,影响釉质发育的阶段和程度,以及个体差异,而显现不同程度的釉质钙化不良,甚至合并釉质发育不全。釉质表现白垩色横线或斑状,多数显现黄褐色变,重症合并有牙体硬组织的凹陷缺损。

以上三种牙体硬组织疾病与龋病的主要鉴别诊断要点如下。

1.光泽度与光滑度

发育性釉质病虽有颜色改变,但一般仍有釉质光泽,且表面光滑坚硬。龋病系牙萌出后的脱矿病变,牙齿颜色出现白垩色、黄褐色,同时也失去釉质的光泽,探查有粗糙感。

2.病损的易发部位

发育性疾病遵循牙发育矿化规律,从牙尖开始向颈部推进,随障碍出现时间不同,病变表现在不同的平面区带。龋病则在牙面上有其典型的好发部位,如点隙裂沟内、邻面区、唇(颊)舌(腭)面牙颈部,一般不发生在牙尖、牙嵴、光滑面的自洁区。

3.病变牙对称性的差别

发育性疾病绝大多数是全身性因素的影响,在同一时期发育的牙胚均受连累,表现出左右同名牙病变程度和部位的严格对称性。龋病有对称性发生趋势,只是基于左右同名牙解剖形态相同,好发部位近似,就个体而言,其病变程度和部位,并不同时出现严格的对称性。

4.病变进展性的差别

发育性疾病是既成的发育障碍结果,牙齿萌出于口腔后,病变呈现静止状,不再继续进展,也不会消失。龋病则可持续发展,色泽由浅变深,质地由硬变软,牙体硬组织由完整到缺失,病损由小变大,由浅变深。若菌斑被除净,早期白斑状龋损也有可能因再矿化作用而消除。

中龋一般较易做出诊断,患者有对甜、酸类及过冷过热刺激出现酸痛感,刺激去除后痛感立即消失的症状;检查时患牙有中等深度的龋洞,探针检查洞壁有探痛,冷诊有敏感反应;必要时可照X线片予以确诊。中龋的症状源于龋洞内牙本质的暴露,与非龋性的牙本质暴露所表现的过敏症状是类似的。

牙本质过敏症是指由非龋性原因,引起牙本质暴露于口腔环境所表现的症状和体征。多见于咬合面和牙颈部,由于咀嚼或刷牙的磨耗,失去釉质,暴露出光滑平整的牙本质。病变区的颜色、光泽和硬度,均相似于正常牙本质。用探针检查牙本质暴露区,患者有明显的酸痛感,这与中龋的缺损成洞,颜色变深,质地软化病变,易于区别。

第四节　龋病的手术治疗

龋病充填治疗又称手术治疗,主要步骤是制备洞形,去除病变组织,按一定要求将洞制作成合理的形状,再将修复材料填入洞内,恢复牙的功能与外形,其性质与一般外科手术相似,称为牙体外科。

一、龋洞的分类

在临床中,根据龋病发生的部位和程度,将龋洞进行分类,常用的分类有根据部位的简单分类和广泛使用的 Black 分类法,随着牙体修复技术和材料的发展,出现了一些新的分类方法。

(一)根据部位分类

通常也把仅包括一个牙面的窝洞称为单面洞。如窝洞位于𬌗面者称为𬌗面洞,位于近中邻面者称为近中邻面洞,以此类推还有远中邻面洞、颊(舌)面洞等。若窝洞同时包括两个或两个以上牙面时,以所在牙面联合命名,如近中邻𬌗洞、远中邻𬌗洞、颊𬌗洞等,通常称为双面洞或复杂洞。为方便记录,通常使用英语字首简写,如 M(mesial)代表近中邻面,D(distal)代表远中邻面,O(occlusal)代表𬌗面,B(buccal)代表颊面,L(Lingual)代表舌面,La(Labial)代表唇面。复杂洞记录时可将颊𬌗洞写作 BO,近远中邻𬌗洞写作 MOD,依此类推。

(二)Black 分类法

Black 分类法是根据龋洞发生的部位和破坏,将制备的窝洞进行分类,这种分类法在临床上广泛使用。

(1)Ⅰ类洞:发生在所有牙齿表面发育点隙裂沟的龋损所备成的窝洞称为Ⅰ类洞,包括磨牙和前磨牙咬合面的点隙裂沟洞,下磨牙颊面和上磨牙腭面的沟、切牙舌面窝内的洞(图 4-9)。

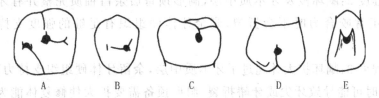

图 4-9　点隙裂沟龋洞、Ⅰ类洞形

(2)Ⅱ类洞:发生在后牙邻面的龋损所备的窝洞称为Ⅱ类洞,包括磨牙和前磨牙的邻面洞、邻颊面洞、邻舌面洞和邻邻洞。如邻面龋损破坏到咬合面,也属于Ⅱ类洞(图 4-10)。

(3)Ⅲ类洞:前牙邻面未累及切角的龋损所备成的窝洞,包括切牙和尖牙的邻面洞、邻舌面和邻唇面洞。如果病变扩大到舌面或唇面,也属于此类洞。

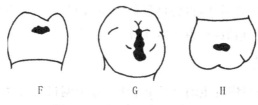

图 4-10 后牙邻面龋、Ⅱ类洞形

（4）Ⅳ类洞:前牙邻面累及切角的龋损所备成的窝洞称为Ⅳ类洞。

（5）Ⅴ类洞:所有牙的颊（唇）舌面颈 1/3 处的龋损所备成的窝洞,包括前牙和后牙颊舌面的颈 1/3 洞,但未累及该面的点隙裂沟者,统称Ⅴ类洞。

由于龋损部位的多样化,Black 分类法已不能满足临床的需要,有学者将前牙切嵴上或后牙牙尖上发生的龋洞制备的窝洞又列为一类,称为"Ⅵ类洞"。也有人将前磨牙和磨牙的近中面-𬌗面-远中面洞叫作"Ⅵ类洞"者。

（三）根据龋病发生的部位和程度分类

随着粘接修复技术和含氟材料再矿化应用的发展,现代龋病治疗提倡最大程度保留牙体硬组织,根据龋病发生的部位和程度,将龋洞分为以下类型。

1.龋洞发生的 3 个部位

（1）部位 1:后牙𬌗面或其他光滑牙面点隙裂沟龋洞。

（2）部位 2:邻面触点以下龋洞。

（3）部位 3:牙冠颈部 1/3 龋洞或者牙龈退缩后根面暴露发生的龋洞。

2.龋洞的 4 种程度

（1）程度 1:龋坏仅少量侵及牙本质浅层,但不可通过再矿化治疗恢复。

（2）程度 2:龋坏侵及牙本质中层,洞形预备后余留釉质完整并有牙本质支持,承受正常咬合力时不会折裂,剩余牙体硬组织有足够的强度支持充填修复体。

（3）程度 3:龋坏扩大并超过了牙本质中层,余留牙体硬组织支持力减弱,在正常𬌗力时可能导致牙尖或牙嵴折裂,洞形预备需要扩大使修复体能为余留牙体硬组织提供足够的支持和保护。

（4）程度 4:龋坏已造成大量的牙体硬组织缺损。

这种洞形分类方法弥补了 Black 分类法的不足,如发生在邻面仅侵及牙本质浅层的龋洞（部位 1,程度 1,简写为 1-1）。

二、洞形的基本结构

为了使充填修复术达到恢复牙齿外形和生理性功能,使充填修复体承受咀嚼压力并不脱落,必须将病变的龋洞制备成一定形状结构。

(一)洞壁

经过制备具特定形状的洞形,由洞内壁所构成。内壁又分为侧壁和髓壁。侧壁与牙齿表面相垂直的洞壁,平而直。在冠部由釉质壁和牙本质壁所组成,在根部由牙骨质壁和牙本质壁所组成。髓壁为位于洞底,被覆于牙髓,与侧壁相垂直的洞壁。洞壁可以按其内壁相邻近的牙面命名,如一个𬌗面洞具有 4 个侧壁(颊壁、近中壁、舌壁、远中壁),位于洞底的髓壁,位于轴面洞底的为轴壁。牙轴面洞近牙颈的侧壁称为颈壁。

(二)洞角

内壁与内壁相交处会形成特定的结构,我们称之为洞角。两个内壁相交成为线角,3 个内壁相交成为点角,线角与点角都位于牙本质。

(三)洞缘角

洞侧壁与牙齿表面的交接线为洞缘角,又称洞面角。

(四)线角

线角是依其相交接的 2 个内壁而定。点角依其相交接的 3 个内壁而定。以邻𬌗面洞的轴面洞为例,有颊轴线角、舌轴线角、龈轴线角。还有颊龈轴点角和舌龈轴点角。在洞底轴髓壁和𬌗髓壁的交接处,称轴髓线角。

三、抗力形

抗力形是使充填修复体和余留牙能够承受咬合力而不会破裂的特定形状,充填修复体承受咬合力后与余留牙体组织之间内应力的展现。如果应力集中,反复作用而达到相当程度时,充填修复材料或者牙体组织可能破裂会导致充填失败。抗力形的设计,应使应力得以均匀地分布于充填修复体和牙体组织上,减少应力的集中。抗力形的基本结构如下。

(一)洞形深度

洞形达到一定深度时,充填修复体才能获得一定的厚度和强度,使充填体稳固在洞内。洞底必须建立在牙本质上,才能保证一定的深度,同时牙本质具有弹性可更好地传递应力。若将洞底建立在釉质上,深度不够,受力后充填修复体可能脆裂。

洞的深度随充填修复材料强度的改进,已有减少,后牙洞深以达到釉牙本质界下 0.2~0.5 mm 为宜。前牙受力小,牙体组织薄,可达到釉牙本质界的牙本质面。龋坏超过上述深度,制洞后以垫底材料恢复时,至少应留出上述深度的洞形,以容纳足够厚度的充填材料。

(二)箱状结构

箱状洞形的特征是,洞底平壁直,侧壁与洞底相垂直,各侧壁之间相互平行(图4-11)。箱状洞形不产生如龋损圆弧状洞底的应力集中,平坦的洞底与𬌗力方向垂直,内应力能均匀分布。箱状洞形充填修复体的厚度基本一致,不会出现圆弧洞形逐渐减薄的边缘,薄缘常因强度不足,受力后易折断。厚度均匀一致的充填修复体可以更好地显现材料抗压性能。箱状洞形锋锐的点、线角,受力时会出现应力集中,洞底与侧壁的交角应明确而圆钝,使应力不集中,减少破裂。

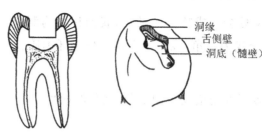

图4-11 箱状结构

(三)梯形结构

双面洞的洞底应形成阶梯以均匀分担咬合力,梯形结构的组成包括龈壁、轴壁、髓壁、近/远中侧壁(图4-12)。其中龈壁与髓壁平行,轴壁与近、远中侧壁平行,各壁交接呈直角,点、线角圆钝,特别是洞底轴壁与髓壁相交的轴髓线角,不应锋锐。梯形设计可均匀分布𬌗力,主要由龈壁和髓壁承担。

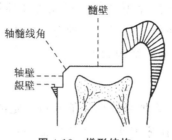

图4-12 梯形结构

牙体硬组织的抗力设计:①去除无基釉。无基釉是缺乏牙本质支撑的釉质,侧壁的釉质壁,位于洞缘,如失去下方牙本质,承力后易出现崩裂,使充填修复体和牙齿的交接缘产生裂缝,导致充填失败。龋洞缘已有的无基釉应去除净,在洞形制备过程中也应避免产生新的无基釉。应运用牙体解剖组织学的知识,掌握牙齿各部位釉柱排列的方向,制备釉质壁时,与其方向顺应。②去除脆弱牙体组织:应尽量保留承力区的牙尖和牙嵴。组织被磨除越多,余留的牙体组织越少,承担咬合力的能力越低。龋坏过大,受到损伤而变得脆弱的牙尖和牙嵴,应修整以降低高度,减轻殆力负担,防止破裂和折断。③洞缘外形线要求为圆钝曲线,也含有使应力沿弧形向牙体分散均匀传递的作用。转折处若成锐角,则使向牙体的应力在锐角处集中,长期作用,牙体组织易于破裂。

抗力形的设计应结合充填修复体是否承受殆力和承力的大小来考虑,如殆面洞、邻殆洞的抗力形制备应严格按要求进行,颊、唇面的Ⅴ类洞对抗力形要求不高。

四、固位形

固位形使充填修复体能保留于洞内,承受力后不移位、不脱落的特定形状,在充填修复材料与牙体硬组织间,不具有粘接性时,充填修复体留在洞内主要靠密合的摩擦力和洞口小于洞底的机械榫合力。

(一)侧壁固位

侧壁固位是相互平行并具一定深度的侧壁,借助于洞壁和充填修复体的密合摩擦,有着固位作用。从固位的角度考虑,洞底也与抗力形一样要求建立在牙本质,其弹性有利于固着充填修复体。盒状洞形的结构,包含相互平行并具一定深度的侧壁,可以避免洞底呈弧形时充填修复体在受力后出现的滑动松脱。可见盒状洞形既满足了抗力形的要求,也为固位形所需要。

(二)倒凹固位

倒凹固位:倒凹是在侧髓线角区平洞底向侧壁做出的凹入小区,可使洞的底部有突出的部位,充填修复体获得洞底部略大于洞口部的形状而能固位。倒凹固位形可以防止充填修复体从与洞底呈垂直方向的脱出(图4-13)。

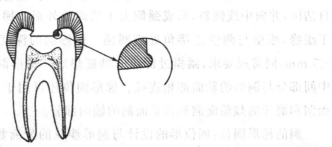

图 4-13　倒凹固位

倒凹可制备在牙尖的下方,牙尖为厚实坚固的部位,但其下方深层,正是牙髓髓角所在,故应留意洞的深度。洞底在釉牙本质界0.5 mm以内者,可直接制备,洞底超过规定深度后,最好先垫铺基底再制备倒凹。

(三)鸠尾固位

鸠尾固位是用于复面洞的一种固位形,形似鸠的尾部,由鸠尾峡部和鸠尾所构成(图4-14)。借助于峡部缩窄的锁扣作用,可以防止充填修复体与洞底呈水平方向的脱出。后牙邻面龋累及咬合面边缘嵴,可在𬌗面制备鸠尾固位形,成为邻𬌗面洞。

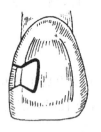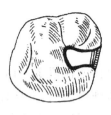

图4-14 鸠尾固位形

鸠尾固位形的大小,与原发龋范围相适应,不宜过大或过小,深度应按规定要求,特别在峡部必须具有一定深度。鸠尾峡的宽度设计很重要,过宽固位不良,过窄充填修复体易在峡部折断,后牙一般为颊舌牙尖间距的1/3~1/2,有2~3 mm宽。峡部的位置应在洞底轴髓线角的靠中线侧,不应与其相重叠。鸠尾的宽度必须大于小峡部才能起到水平固位作用。

(四)梯形固位

梯形固位为复面洞所采用的固位形。邻𬌗面洞的邻面洞设计为颈侧大于𬌗侧的梯形,可防止充填修复体与梯形底呈垂直方向的脱出(图4-15)。梯形洞的大小依据龋损的范围再进行预防性扩展而确定。侧壁应扩大到接触区外的自洁区,并向中线倾斜,形成颈侧大于𬌗侧的外形。梯形洞的底为龈壁,宜平行于龈缘,龈壁与侧壁连接角处应圆钝。梯形洞的深度,居釉牙本质界下0.2~0.5 mm,同常规要求,龋损过深应于轴壁垫底。梯形洞的两侧壁在𬌗面边缘嵴中间部分与洞形的𬌗面部相连接。梯形固位还可用于邻颊(唇)面洞、邻舌(腭)面洞和磨牙的颊𬌗面洞和舌𬌗面洞的轴面部分。

洞的梯形固位:固位形的设计与洞形涉及的牙面数有关。单面洞的充填修复体可能从一个方向脱出,即从与洞底呈垂直方向的脱出。复面洞的充填修复体则可能从洞底呈垂直向或水平向的两个方向脱出,包括邻面的三面洞充填修复体可从一个垂直方向脱出,如近中殆远中面洞充填修复体;也可能从垂直向或水平向两个方位脱出,如越过邻颊轴角的邻殆颊面洞充填修复体。在设计固位形时,应针对具体情况有所选择。

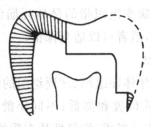

图 4-15　后牙邻

五、洞形设计与制备

洞的外形设计根据病变的范围来决定,基本原则是去除龋坏组织,保留更多的健康牙体组织,洞的外形可以根据龋损的大小、累及的牙面设计,有时因预防和临床操作需要,洞的外形需扩展到健康的牙齿表面。洞的外形制备时应尽量保留牙尖、牙嵴,包括边缘嵴、横嵴、斜嵴、三角嵴等牙的自洁部位。

洞的外形线呈圆钝的曲线,圆钝的转角要尽量减少应力的集中(图 4-16)。

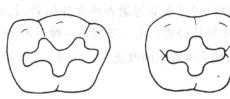

图 4-16　洞的外形曲线

(一)洞形制备的基本原则

在龋病治疗过程中,洞的制备(简称备洞)是非常重要的,直接关系到治疗的成败。洞形制备的基本原则如下。

1.局部与全身的关系

充分认识备洞是在生活的器官——牙上进行手术,与全身有密切的联系,即使无髓或死髓牙也是如此。如同外科性手术治疗,必须遵循一般的手术原则。切割或磨除牙体硬组织时,切割或磨除过程产生的机械、压力和热刺激,均可对牙体硬组织、牙髓甚至身体造成不良影响。这些影响,有的使牙或机体产生立即的反应,有的则产生延缓的反应。因此,主张在备洞时采用间断操作,必要时应用麻醉术辅助进行。

2.尽量去除病变组织

备洞时将所有病变组织去除干净,对治疗效果非常重要。如果遗留一点病变组织,将会继续发生龋病病变,而且这种继续发展的病变位于充填修复体下面,不易被察觉,危害更大。病变组织指的是坏死崩溃的和感染的牙体组织,不包括脱矿而无感染的牙本质,后者可以适当保留。

3.保护牙髓和牙周组织

备洞时术者应充分了解牙体硬组织、牙周组织的结构、性质、形态;组织的厚度、硬度、髓腔的形态、髓角的位置和高低;不同年龄时期产生的牙体生理性变化,如磨损、牙髓、继发性牙本质形成、修复性牙本质的形成、髓腔形态的变化、牙髓组织的增龄性变化等特点。注意保护牙髓和牙周组织,不能对它们造成意外的损伤。

4.尽量保留健康牙体组织

在切割磨钻病变组织时,必须尽可能保留更多的健康组织,这对维持牙齿的坚硬度,恢复牙的功能有很重要的关系。牙体组织一经破坏不易恢复原来的性能。

洞形制作时,还应该注意患者的全身健康和精神神经状态,对患某些慢性病,如结核病、心血管疾病、神经衰弱等患者或女性患者、儿童及老年患者,手术时间不宜过长,动作更要敏捷轻柔。由于备洞是一种手术,所以现代口腔医学非常重视治疗环境的优化和手术器械的改进。

(二)洞形制备

1.打开洞口查清病变

这一点非常重要,只有查清病变情况才能拟定良好的治疗方案。龋洞洞口开放者,比较容易查清;龋洞洞口小或位于较隐蔽的牙面,则必须将洞口扩开,否则无法查清病变范围、洞的深浅等情况,位于𬌗面的点隙裂沟龋就属于这种情况。

临床上经常见邻面龋洞,如靠近龋洞的邻面边缘嵴和洞的颊、舌侧均完整,就必须将𬌗面邻近龋洞的边缘嵴钻掉一部分,才能使洞敞开,以便进一步查清病变范围和深度,以及有无髓腔穿通情况。从𬌗面去除一部分边缘嵴然后进入洞内比从颊面或舌面进入的效果好,这样可以保留更多的健康牙体组织。

后牙邻面牙颈部的洞,可以从颊面(下后牙)或腭侧(上后牙)进入洞内,不从咬合面进入。

前牙邻面洞从何方进入,可以根据洞靠近何方来定,靠近颊面者从颊方进入,靠近舌面者从舌方进入。

2.去除龋坏组织

为了精准评估龋病的病变范围和深度,必须彻底清除龋坏的组织,这是进行准确诊断和制定有效治疗方案的基础。原则上已经龋坏软化的牙本质应彻底去除,以免引起继发龋。侧壁的龋坏,应全部切削净,直至形成由健康釉质和牙本质组成的平直侧壁。髓壁和轴壁的龋坏组织,在中龋洞内,也应彻底去净,建立健康牙本质的洞底。

深龋洞内,在不穿通牙髓的前提下应将软龋去净,但若彻底去净有可能导致牙髓暴露时,应保留极近髓角或髓室区的少许软龋,并按余留龋先进行治疗(如抗生素、非腐蚀性消毒药等)几天后再继续治疗。通常用挖器剔挖病变组织最好,在剔挖病变组织时,应当注意将着力点从洞周围往中央剔挖,不能将着力点放在洞底中央。一般情况下,洞底中央是薄弱的部分,稍不注意就会将髓腔穿破;而且这里也容易将剔挖时所施的压力传递到髓腔,刺激牙髓组织,产生疼痛。

当不易判断龋坏组织是否去除干净时,可以用1‰碱性品红染色洞底,若还留有感染的病变组织,被染成红色,再用挖器去除,不能去尽,可用大一点的球形钻针在慢速转动下将病变组织轻轻钻掉。

牙本质龋去净的临床判断,可以根据洞内牙本质的硬度和颜色变化来确定。龋坏牙本质一般呈深褐色、质软、探针易刺入,去除净后,洞内牙本质应接近正常色泽,质地坚硬。慢性龋进展慢、修复性牙本质形成作用较强,龋坏的前锋区可以因细菌代谢产物作用而脱矿变色,随着再矿化修复,牙体硬组织重新变硬,这种再矿化的牙本质通常较正常牙本质颜色深。因此,慢性龋可允许洞底牙本质颜色略深,只要硬度已近正常,牙钻磨削时,牙本质呈粉状,可不必除去。

3.制备洞的外形

查清龋洞内的病变情况和去净坏变组织,根据龋洞的形状设计制备洞的外形。将一切病变部分和可疑病变部分包括进去,一些邻近的可被探针插入的点隙沟虽未产生病变也应包括进去。保留牙体组织,特别是边缘嵴和牙尖,可保证牙的坚牢性,不致在修复后承受咀嚼压力时将牙体咬破。

外形的边缘必须建立在牙刷易清洁和唾液易于冲洗的表面。如邻面洞的颊侧和舌侧边缘必须设计在触点(面)以外的牙面上。在𬌗面,不能把洞的边缘做在点隙裂沟内。外形必须建立在有健康牙本质支撑的部位上,特别是承受咀嚼压力的部位。外形必须是圆缓的曲线,不能有狭窄的区域,否则不易充填或修复,即使充填或修复了,修复物也容易折裂。

4.制备抗力形和固位形

抗力形是指将洞形制备成可以承受咀嚼压力的形状,使充填修复材料或牙体硬组织不会在咀嚼食物时发生破裂、脱位或变形。固位形则是指这种形状可将充填修复体稳固地保留在洞内不致脱落。

制备抗力形时,应注意:洞底壁直,各壁互相平行,洞口略向外张开。箱状洞形中,洞底周围的线角要清楚,略微圆钝。洞底线角尖锐的修复物的锋锐边缘在咀嚼压力下会像刀刃一样切割洞壁,使洞壁破裂。

去尽洞口的无基釉,以免洞口的釉质在承受咀嚼压力时破裂,产生缝隙,产生继发龋。邻𬌗洞或邻舌(颊)洞,应在邻面洞与舌面洞或𬌗面洞交界处的洞底做梯形结构,这样可以保护牙髓,也对承受咀嚼压力有帮助。制备梯形时要使梯两侧的髓壁和轴壁互相垂直,线角要圆钝。

邻𬌗洞邻面部分的龈壁,在后牙(前磨牙和磨牙)上应制备得垂直于牙的长轴,也就是与轴壁互相交成直角,切忌做成斜向龈方的斜面。

邻𬌗洞或邻舌洞的鸠尾峡应做在𬌗面洞或舌面洞的上方,不能做在邻面洞内,否则充填修复体容易崩裂。制备鸠尾固位形时鸠尾和邻面洞相连接的鸠尾峡应当比鸠尾窄一些,这样才能起到固位的作用。鸠尾峡不宜过宽也不宜过窄,对于准备用银汞合金充填的洞,应有鸠尾峡所在的颊、舌尖距离的 1/3,对于用复合树脂充填的洞则只要 1/4 就行了。

保留尽可能多的健康牙体组织,注意对𬌗牙的牙尖高度和锋锐度。如𬌗补牙的𬌗牙尖高而锋锐,则在咀嚼食物时易将修复牙上的修复体咬碎咬破。因此,在备洞时应将对𬌗牙上过高过尖的牙尖磨短磨圆一些,但不要破坏正常咬合关系。

制备固位形时,应注意洞必须具有一定深度,浅洞的固位力很小,稍一承受咀嚼压力,充填修复体就会脱落出来,或者松动。但也不能认为洞越深越好,洞太深会破坏更多的牙体组织并刺激牙髓,同时也减弱洞的抗力形。过去主张洞的深度应在中央窝下方釉牙本质界下 1 mm 左右。临床上,洞的深度还要取决于原有病变的深度。

洞形备好后,用倒锥形钻针在近牙尖部的底端,向外轻轻钻一倒凹,将来填进去的修复物硬固后,就像倒钩一样把修复体固定在洞内,一个𬌗面洞一般只需做四个倒凹。

倒凹一般做在牙尖的下面,牙尖的硬组织较厚,应当注意越是靠髓角很近的部位,倒凹做在牙尖下釉牙本质界下面不要太深。较深的洞,可以不做倒凹,靠洞的深度来固位。采用粘接性强修复材料修复时,也可以不做倒凹固位形。此外,用暂时性修复材料封洞时,也不必制作倒凹固位形。

洞壁与充填修复材料的密合也是一种固位形。在洞形制备上必须将洞壁制备得平滑,不要有过于狭窄的部分。洞周围与牙长轴平行的壁(对Ⅰ、Ⅱ类洞而言),要互相平行,这对修复材料与洞壁的密合也有帮助,不能将洞制备成底小口大的形状。

特殊情况下,为解决预备洞形时的困难,需要将洞壁扩大,以利于工具的使用、医师技术操作上的方便,这种洞形的改变称为便利形。上下颌前磨牙及磨牙邻接面的窝洞,充填修复操作困难,为了便利操作,可将窝洞扩展至咬合面。洞形制作最初阶段首先将无基釉去除,以便于观察龋坏范围,确定洞缘最后位置等,也属于便利形范畴。

(三)清理洞形完成备洞

按照洞形设计原则,从生物学观点出发,对经过上述步骤制备的洞形,做全面复查,看洞形是否达到设计要求,有无制备的失误,以减少失败,提高成功率。

将洞清洗干净,用锐探针从洞缘到洞底做探查,检查龋坏组织是否去净;可疑深窝沟是否已扩展而消除;外形线是否位于自洁区;盒状洞形是否标准,固位形是否合理;髓壁是否完整,有无小的穿髓孔;无基釉和脆弱牙尖是否已修整。龋洞经洞形制备后成为可以修复治疗的窝洞。窝洞的基本特征是没有龋坏组织,有一定的抗力形和固位形结构,修复治疗后既恢复牙的外形又能承担一定的咬合力量。

根据患者对冷水喷洗时的敏感反应,探针检查洞壁洞底时的酸痛程度,结合制洞磨削过程的疼痛感,判断牙髓的状态,为已选定的治疗方法做最后的审定。经过洞的清洗、检查,一切合乎要求,制洞过程即告完成,进入进一步的治疗。

六、各类洞形的制备要点

(一)Ⅰ类洞

Ⅰ类洞多系单面洞,上磨牙腭沟和下磨牙颊沟内的龋洞,需备成包括𬌗面在内的双面洞。在制备后牙𬌗面的Ⅰ类洞时,如果𬌗面具有两个点隙或沟发生龋病,相距较远,中间有较厚的健康牙体硬组织,宜备成两个小洞形;如两个龋洞相距较近,可将两个洞合并制备。

颊面洞未累及𬌗面时,可以备成颊面单面洞。不承受咀嚼压力,对抗力形的要求不高,以固位形为主,应做倒凹。一般把倒凹做在𬌗壁和颈壁的中央。如果颊沟内的病变已累及咬合面,需制成双面洞殆补面洞做成鸠尾形,洞底髓壁和轴壁交界处,做成梯形。上颌磨牙远中舌沟内的龋洞一般多已累及殆面,也应将它做成双面洞,将殆面部分做成鸠尾形。

在制备下颌第一前磨牙殆面的Ⅰ类洞时,由于此牙面向舌侧倾斜。洞底不能制成水平,必须与殆面一致,向舌侧倾斜,否则容易钻穿髓腔。

制备上颌前牙腭面龋洞时,洞底不能做平,同时切壁和颈壁都应做成与腭面部呈垂直的形状,洞的外形呈圆形。

(二)Ⅱ类洞

Ⅱ类洞一般均备成双面洞。制备此类洞时,如靠近龋坏面上的边缘嵴尚好,则宜先用小石尖将边缘嵴磨到牙本质,用裂钻往病变区钻,向颊侧和舌侧扩大,使病变范围暴露清楚,再用挖器挖尽病变组织;再根据邻面破坏大小和范围设计殆面的鸠尾形使鸠尾部的大小与局部保持平衡。如果邻面病变已经累及殆面,则用裂钻将洞口稍加扩大,再用挖器去除病变组织。病变组织去除干净后,就着手设计洞形并制备洞。

邻面洞应当将颊侧壁和舌侧或腭侧壁做成向牙间隙开扩的形状,两壁的洞缘角应在邻面的敞开部位,但不能扩到颊面或舌面上。

殆面破坏的龋洞,按Ⅰ类洞制备法将殆面洞备好,向邻面扩展。注意不要伤害髓角,去尽病变组织,修整洞形。应特别注意邻面洞的颊、舌或腭侧壁和龈壁。

对病变位于触点龈方的邻面洞,触点未被破坏,可将鸠尾制作在颊面或腭面。鸠尾不能做得过大,以免影响固位。备洞时,若有足够的空间容纳器械进入,则可将洞做成单面洞。

当后牙的两个邻面均患龋病,牙体硬组织破坏较大,可制备邻殆邻洞。这一类洞也属于Ⅱ类洞。制备方法与上述双面Ⅱ类洞相似,只是要在殆面做一个共同的鸠尾。应特别注意保留更多的健康牙体硬组织。

Ⅱ类洞修复时多采用银汞合金,该材料抗压强度高,抗张强度低,牙体硬组织自身的抗压强度较好,抗剪切度较低。为了抗衡负荷,Ⅱ类洞设计制时必须以承受压力为主,尽量减少张力和剪切力。

(三)Ⅲ类洞

Ⅲ类洞制备时,前牙邻面洞备洞时一般都要把洞扩大到舌面,如果龋洞靠近唇面,洞舌侧的边缘嵴很厚实,则可将洞扩展到唇面,但不能太大。邻面龋未破坏接触点,不宜因备洞破坏邻面接触点的完整性。

Ⅲ类洞的修复以美观为主,洞形承受的负荷也不大,洞缘的无基釉可以适当保留。所保留的无基釉是全厚层釉质,无龋坏,未变色,无断纹隐裂,不直接承受压力,其下方的龋坏牙本质可以去除。

备洞时先将洞的舌或腭侧壁用球形钻或裂钻钻掉,然后用裂钻往切嵴和牙颈方向扩展一点,使洞充分暴露;用挖器将坏变组织去除干净,再根据龋洞大小,在舌或腭面设计与之相应的鸠尾固位形。可用倒锥钻自邻面洞的轴壁下牙釉本质界平齐往舌或腭面扩展,在舌或腭面备好鸠尾,仔细在舌或腭面与邻面之间做一梯,注意将梯的角做圆钝。可以先在舌或腭面制备鸠尾固位形,再向邻面扩展。舌或腭面鸠尾固位形备好后,用球形钻轻轻将邻面洞内的坏变组织去尽,用裂钻将唇、舌和龈壁修整好。

龋病损害在邻面完全敞开,器械容易进入,则将洞做成单面洞。

Ⅲ类洞的倒凹固位形一般做在靠近切嵴和龈壁与颊侧壁、舌或腭侧壁交界的点角底部。当洞同时涉及邻舌或腭面,应注意使鸠尾部的洞底与牙原来的舌或腭面平行。

(四)Ⅳ类洞

Ⅳ类洞系开放性的洞,不易制备固位形和抗力形,去尽坏变组织后,在近切嵴处和龈壁上制作针道,安放金属固位丝或固位钉,行高黏性复合树脂修复。

(五)Ⅴ类洞

Ⅴ类洞是牙冠颊或舌面近牙颈1/3区的洞形,多为单面洞。该类洞不直接承受咀嚼压力,对抗力形的要求不高,洞形制备以洞的外形和固位形为主。一般多将Ⅴ类洞做成肾形或半圆形,洞的龈壁凸向龈方,切壁平直,但均要做光滑,与洞底垂直,洞底略呈凸的弧面,要有一定深度,用小倒锥钻或球形钻在靠近洞底面的切壁(或𬌗壁)和龈壁上做倒凹固位形。

七、洞形隔湿、消毒、干燥

洞形制备完成,为了使修复材料与牙体组织紧密的贴合,减少继发龋的发生,需对窝洞进行隔湿、消毒、干燥处理,力求达到更好的修复效果。

(一)手术区的隔离

在备洞后,准备修复前,应当隔离手术区并消毒洞。所谓隔离手术区就是将准备修复的牙隔离起来,不要让唾液或其他液体进入洞内,以免污染洞壁和患牙,影响修复效果或修复材料的性质。最好是备洞前就隔离手术区,但应具备四手操作条件。

1.简易隔离法

用消毒棉卷放在即将修复牙齿的颊侧和舌侧,上颌牙放在唇侧、颊侧。下颌牙可以用棉卷压器将棉卷压住,以免舌或颊部肌肉活动时将棉卷挤开。用小的消毒棉球或气枪干燥洞内。在使用综合治疗台治疗时,可将吸唾管置于口底,将积于口底的唾液或冲洗药液吸走。现代治疗用手术椅上装有的吸唾管,每次使用时,均应更换经过消毒的吸唾管,以免交叉感染。

2.吸唾器

利用抽气或水流产生的负压,吸出口腔内唾液。吸唾器套上吸唾弯管后放入患者下颌舌侧口底部。弯管最好采用一次性使用的塑料制品。吸唾器常配合橡皮障或棉卷隔湿使用,还可配合颊面隔湿片使用。隔湿片为医用硬泡沫塑料制成,状如圆角的三角形,患者张口时放入颊面的上下前庭穹隆,配合使用,可收到简单实用的效果。

3.橡皮障隔离法

该方法的隔湿效果较好,能有效地将手术区与口腔环境隔离起来,达到干燥、视野清晰、防止唾液侵入的目的,并能防止器械的吸入。

(二)窝洞消毒

窝洞消毒目的是去除或杀灭残留在洞壁或牙本质小管内的细菌,减少继发龋的发生,由于洞底多位于牙本质中层或深层,对消毒药物的要求较高。具有一定的消毒杀菌能力,对牙髓的刺激性要小;能渗透到牙本质小管内,不引起牙体组织着色。

在备洞时就应当把感染的牙体组织去除干净,以后再经适当的冲洗,洞内的细菌就基本上被清除干净了。许多窝洞消毒药物,如酚类、硝酸银等均对牙髓有刺激性,故不主张使用药物消毒。准备修复前,对洞进行消毒还是必要的。但是应注意选用消毒力较强而刺激性较小,且不使牙变色的药物,特别是深龋洞的消毒。

常用的洞消毒药有氢氧化钙糊剂或液,50%苯酚甘油溶液,20%麝香草酚酒精溶液,樟脑酚(含樟脑6.0 g、苯酚 3.0 g、95%酒精 1.0 mL),丁香酚,还可用75%酒精。

(三)干燥窝洞

窝洞在充填修复前的最后一个环节是干燥洞形,这是为了使充填修复材料或其他衬底材料能充分接触牙体,不被水分隔阻而出现空隙,也避免因洞内壁的水分而影响材料性能。窝洞的干燥对充填修复的质量十分重要。使用的工具为牙科综合治疗台上接有压缩空气的气吹或是接橡皮球的手用气吹。

八、窝洞垫底

垫底是采用绝缘的无刺激性材料,铺垫于洞底,保护牙髓,避免充填材料的物理或化学因素刺激。

垫底多用于超过常规深度、近髓的窝洞。去净牙本质软龋后,洞底不平者,应用材料垫平。洞虽不深,但选用的充填修复材料对牙髓有刺激性。要求做衬底以阻隔刺激。经过牙髓治疗的无髓牙,充填修复材料前,应以垫底方法做出基底,以使洞形更符合生物力学要求,同时也可节约修复材料。

垫底所用材料要求对牙髓无刺激性,最好具有安抚镇痛、促进修复性牙本质生成的作用。应有一定的机械强度以间接承受𬌗力,并具有良好的绝缘性,不传导温度和电流。

(一)单层垫底

单层垫底用于窝洞虽超过常规深度,但不太近髓时。后牙多选用磷酸锌粘固粉或聚丙烯酸锌粘固粉。前牙用复合树脂充填窝洞时,材料对牙髓有一定刺激性,多用氢氧化钙粘固粉垫底。

(二)双层垫底

双层垫底用于洞深近髓的情况,磷酸锌粘固粉本身对牙髓也有轻度刺激,在其下先铺垫薄层具护髓性的材料。氧化锌丁香油粘固粉或氢氧化钙粘固粉这类材料却又因密度偏低,不宜在后牙承力洞形单独使用。因此,采用双层垫底方式。丙烯酸锌粘固粉强度好,不刺激牙髓可用于深洞垫底而不必再做双层基,但不具促进修复性牙本质生成的性能,尚不能代替护髓剂氢氧化钙粘固粉。

垫底的部位,在𬌗面洞为髓壁,在轴面洞为轴壁,不应置于侧壁和龈壁的釉质壁部分,以免垫底材料溶于唾液后产生边缘缝隙,日久出现继发龋。

洞漆和洞衬剂涂布于切削后新鲜暴露的牙体组织表面,封闭牙本质小管,阻止充填修复材料中的有害物质如银汞合金中的金属离子、磷酸锌粘固粉的磷酸,向深层牙本质渗透,还可以增强充填体与洞壁间的密合性,防止两者界面因出现缝隙发生微渗漏。所有材料为溶于有机溶剂氯仿或乙醇的天然树脂如松香,或合成树脂如硝酸纤维素,呈清漆状。洞漆可涂于釉质壁和牙本质壁,厚度 $5\sim10~\mu m$。洞衬剂加有具疗效的物质如氧化锌、氢氧化钙或单氟磷酸钠等,稠于洞漆,通常用于牙本质壁,厚度可达 25 μm。

九、龋病的预防性树脂充填

预防性树脂充填是仅去除窝沟处的病变牙釉质或牙本质,根据龋损的大小,采用酸蚀技术和树脂材料充填早期窝沟龋,并在𬌗面上涂一层封闭剂,这是一种预防窝沟早期龋进一步发展的新方法。自从 1978 年开始采用预防性树脂充填技术以来,对其保留率与龋发生率进行了长期的临床研究观察(表 4-1)。结果表明预防性树脂充填与窝沟封闭的保留率相似较单纯封闭的防龋效果更好。由于不采用传统的预防性扩展,只去除少量的龋坏组织后郎用复合树脂或玻璃离子材料充填龋洞,而未患龋的窝沟使用封闭剂保护,这样就保留了更多的健康牙体组织。

表 4-1　预防性树脂充填保留率与龋发生率

封闭后的年份	保留率(%)			龋病发生率(%)
	完全保留	部分保留	完全脱落	
5	76	19	4	6
5	72	22	6	7
6.5	65	19	15	11

预防性树脂充填是窝沟龋充填与窝沟封闭相结合的预防性措施,用复合树脂或玻璃离子材料作为允填剂与牙釉质机械或理化性的结合,再与封闭剂化学性黏结,减少了漏隙产生的可能性。

(一)预防性树脂充填的适应证

(1)深的点隙窝沟有患龋倾向。

(2)沟裂有早期龋迹象,釉质混浊或白垩色。

(3)窝沟有龋损能卡住探针。

(4)无邻面龋损。

(二)预防性树脂充填的分类

根据龋损范围、深度和使用的充填材料,预防性树脂充填可分为 3 种类型。

(1)A 型需用最小号圆钻去除脱矿牙釉质,用不含填料的封闭剂充填。

(2)B 型用小号或中号圆钻去除龋损组织,洞深基本在牙釉质内,通常用稀释的树脂材料充填。

(3)C 型用中号或较大圆钻去除龋坏组织,洞深已达牙本质故需垫底,涂布牙本质或牙釉质黏结剂后用后牙复合树脂材料充填。

(三)操作步骤

预防性树脂充填除了去除龋坏组织和使用黏结剂外,其操作步骤与窝沟封闭相同。

(1)用手机去除点隙窝沟龋坏组织,圆钻大小依龋坏范围而定,不做预防性扩展。

(2)清洁牙面,彻底冲洗、干燥、隔湿。

(3)C型酸蚀前将暴露的牙本质用氢氧化钙垫底。

(4)酸蚀𬌗面及窝洞。

(5)A型用封闭剂涂布𬌗面窝沟及窝洞;B型用稀释的树脂材料或加有填料的封闭剂充填,固化后在𬌗面上涂布一层封闭剂;C型在窝洞内涂布一层牙釉质黏结剂后用后牙复合树脂充填。

(6)术后检龋充填及固化情况,有无漏涂、咬合是否过高等。在进行牙齿酸蚀操作时,操作者应特别注意避免唾液污染酸蚀后的牙釉质和保持酸蚀面绝对干燥。

第五节　龋病的非创伤性修复治疗

非创伤性修复治疗(atraumatic restorative treatment,ART)指使用手用器械清除软化的、完全脱矿的龋坏牙体组织,然后用有黏结性的口腔修复材料充填龋洞,并同时封闭容易患龋的点隙窝沟。目前,ART用玻璃离子作为修复材料。ART是一种阻止龋病进展、最大预防和最小创伤的现代治疗方法。该项技术于1994年得到世界卫生组织的推荐,已先后在许多国家推广使用。我国也正在开展ART临床和实验室的相关研究。

ART非常适用于社区口腔卫生保健,可以纳入初级口腔卫生保健的服务范畴,是一种特别值得在一些不发达的边远和农村地区推广的充填方法。

一、ART的适应证及操作方法

(一)适应证

(1)适用于恒牙和乳牙的中小龋洞,能允许最小的挖器进入。

(2)无牙髓暴露,无可疑牙髓炎等。

(二)牙本材料和器械

1.材料

玻璃离子粉、液,牙本质处理剂,粉剂由许多矿物质组成,主要含有氧化硅、氧化铝和氟等。液体通常由去离子水和溶于水的有机酸(主要是聚丙烯酸)组成,可用作牙本质处理剂;有的液体单独由去离子水组成,而有机酸以冻干形式加入粉剂中。牙本质处理剂通常为弱聚丙烯酸(10%)。

2.器械

主要包括口镜、镊子、探针、挖匙、牙用手斧(或称锄形器)、雕刻刀、调拌刀调拌纸等。

(1)口镜:反射光线到术区,观察龋患,牵拉口角或推开舌体。

(2)探针:探查确定龋损,也用来去除沟裂中的菌斑注意不要用来探查有可能伤及牙髓或使髓腔暴露的深龋洞。

(3)镊子:取放棉卷、棉球、楔子和咬合纸。

(4)挖匙:去除软化龋坏牙本质,清洁窝洞;一般分三号,小号直径 0.6 mm,中号直径 1.5 mm,大号直径 2.0 mm;小号一般用于小龋洞,去除釉牙本质交界处的软龋;中号、大号用于去除大龋洞和洞底的软龋。

(5)牙用手斧(或锄形器):用于扩展进入龋洞的入口,使挖器易于进入;去腐过程中用于进一步扩大洞口,去除无基釉。

(6)调拌刀和调拌纸:用于混合调拌玻璃离子材料。

(7)雕刻刀:有两种作用,扁平的一端用于放置充填材料,尖锐的一端用于去除多余的充填材料及修整外形。

3.其他辅助材料

(1)棉卷、棉球、树脂条、T 形带、木楔、凡士林等。

(2)棉卷:用于隔湿,保持工作环境干燥。

(3)棉球:用于清洁和擦干窝洞,涂布处理剂;根据窝洞大小可选用不同型号的棉球。

(4)树脂条和 T 形带:用于恢复牙的邻间隙外形的成形片,前者用于恒牙,后者用于乳牙。

(5)木楔:用于放入邻面固定树脂条,使材料不致压入牙龈,均由软木制成。

(6)凡士林:用于保护固化的玻璃离子表面不被唾液污染,同时用于防止手套与玻璃离子材料黏结。

（三）操作步骤

1.洞形准备

使用棉卷隔湿,保持牙面干燥,用探针去除菌斑和沟裂内的软垢,然后用湿棉球清洁,再用干棉球擦干表面,确定龋坏的范围。如果龋洞在牙釉质开口小,则使用牙用手斧扩大入口。将牙用手斧刃布置于开口处,在稍加压的情况下牙用手斧前后转动,使部分脆弱的无基釉和脱矿的牙釉质破碎,用小湿棉球去除破碎釉质,继续手术时再用棉球擦干。洞口大到最小的挖匙能够进入(图4-17)。

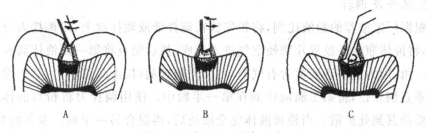

图4-17 窝洞入口制备示意
A.牙用手斧进入龋洞的部位;B.前后移动牙用手斧
扩大龋洞入口;C.打开龋洞使小的挖器可以进入

使龋洞湿润,以便于去除软龋组织。使用挖匙去除软龋组织。根据龋洞大小选用不同型号挖匙。挖器通常应垂直围绕洞的边缘转动,最重要的是用小挖匙首先去除釉牙本质界处的软化牙本质,然后去除洞底的软化牙本质。操作过程中可将牙用手斧放在继续暴露的无基釉质边缘轻轻加压,以扩大龋洞进口,将软龋去除干净。

去除窝洞内两处软化牙本质时应特别注意以下几点。①釉牙本质界:这部分牙本质接近牙表面,同时也是充填材料必须与牙体黏结非常好的部位;如果此处的龋坏组织没有完全去净,就不可能达到良好的结合。②深龋洞底部:对深龋去腐时,尽量用大号的挖匙;在使用小号挖匙时不要过于向洞底加压,否则会增加穿髓的可能性;在龋洞近髓的部位不要过多去除牙本质,以避免穿髓。

将挖匙去除的龋坏组织放在棉卷上并清洁器械,用湿棉球清洁窝洞。此时让患者上下牙咬合观察对骀牙是否接触龋洞,这有助于充填后修整及调整咬合。最后用干棉球干燥窝洞。

复面洞处理原则与单面洞一样。

2.清洁

在牙本质表面使用手用器械将导致牙本质玷污层的产生,必须用牙本质处理剂清洁窝洞,去除玷污层,以提高玻璃离子材料与牙面的化学性黏结。牙本质处理剂还可预先激活牙齿组织中的钙离子,促使牙齿组织能更有效地与玻璃离子进行离子交换,增强二者之间的黏结力。处理剂一般为 10% 弱聚丙烯酸,不能由树脂材料修复过程中使用的酸蚀剂替代。用小棉球蘸一滴处理剂涂布整个窝洞和临近窝沟 10～15 秒,立即用棉球蘸清水冲洗至少 2 次,用干棉球擦干。不要使用压缩空气吹干,因为这会使牙面过于干燥而降低玻璃离子与牙面的化学黏结。如窝洞被血及唾液污染,应及时止血,重新冲洗、清洁和处理。

3.混合及调拌

根据厂家推荐的粉液比例,将粉先放在调拌纸或调拌盘上,用调拌刀分为两等份,将液体瓶水平放置片刻使空气进入瓶底,然后竖直将第一滴液体滴在调拌纸的一角,因为这一滴液常含有气泡,可用作处理剂(按产品说明)。然后保持液体瓶垂直倒立位,将第二滴液体滴在第一半粉中。使用调拌刀将粉与液体混合而不要使其到处扩散。当粉被液体完全漫透后,再混合另一半粉。全部的粉、液彻底混合调拌应在 20～30 秒内完成。

注意事项:每种类型的玻璃离子材料都有其自身的特点,请根据厂家产品说明的粉液比例、调拌时间使用。仅在调拌时才打开包装瓶,取出粉、液剂;使用之后将装粉剂的瓶盖旋紧,以防受潮。

4.充填

材料调拌好后立即放入要充填的洞内。充填应在材料失去光泽之前进行。如果材料已经失去光泽变干,应重新调拌,不能使用已经变干的材料充填。

(1)单面洞:注意保持工作环境干燥,用棉球擦干窝洞,调拌好玻璃离子后用雕刻刀钝端将其放入备好的洞内。为避免空气气泡进入充填材料,最好沿洞的边缘堆放材料;用挖匙凸面推压玻璃离子。充填材料稍高于牙面,将余下材料置于邻近的点隙窝沟处。

通常采用"指压技术"进行充填,即在戴手套的食指上涂少许凡士林放在材料上向窝。

洞内及沟裂处紧压,并先颊舌向、后近远中向轻微转动手指,使玻璃离子进入窝洞内并充填骀面所有的点隙窝沟。当材料不再有黏性后再从一侧移开手指(约 30 秒),以避免将材料带出窝洞,立即用器械去除多余材料,用凡士林覆盖充填材料表面。在玻璃离子材料半干的状态下,用咬合纸检查咬合情况,如咬合高用器械去除多余材料,调整到正常咬合,再涂一层凡士林。最后嘱咐患者一小时内不要进食。

（2）复面洞：复面洞可分为前牙复面洞和后牙复面洞，复面洞充填与单面洞操作基本相同。通常复面洞龋坏较大并涉及多个牙面，因此，充填时应特别注意确保充填物外形正常。

前牙复面龋充填：使用棉卷保持工作环境干燥，用棉球清洁擦干窝洞。在牙的邻面放置树脂成形片，用其恢复邻面的外形，将软木楔楔入两牙牙龈缘之间固定成形片。根据前述方法调拌玻璃离子放入窝洞并少量超填，用食指从舌（腭）侧固定成形片，拇指使成形片紧紧包绕牙唇面，使材料充满窝洞，用拇指紧按约30秒，直到材料固化。取出成形片和木楔，用凡士林覆盖充填材料，用雕刻刀去除多余材料，用咬合纸检查咬合并再涂一层凡士林。最后嘱患者一小时内不要进食。

后牙复面洞充填：操作步骤与前牙复面洞充填方法基本相同。恒牙后牙复面洞使用树脂条和木楔固定修复邻面外形，要尽量避免邻面外形成一平面，在安放成形片之前，先让患者咬合以确定需要充填材料的数量，如果使用材料估计不足，先将现有的材料放入洞的邻面部分，再一次调拌充填。后牙复面洞充填材料应避免承受过大的咬合力，尤其充填体边缘嵴应修整到刚好与对𬌗牙不接触为好。乳牙不一定总是要求完全修复邻面外形，可根据龋洞大小及牙齿在口腔中可能保留的时间而定，为了避免牙齿邻面嵌塞食物，乳牙列中较大的邻面龋损可恢复成一斜面，可选择 T 型成形片。

二、对 ART 的评价及发展方向

研究表明，ART 是有效的预防和治疗龋病的方法。

（一）ART 的优点

（1）符合现代预防观点。现代口腔健康最重要的是预防而不是充填治疗。ART 技术符合现代预防基本观点，采用有黏结性的玻璃离子材料，将汞合金充填预防性扩展的传统方法转变成最大预防、最少的洞形预备、最少的牙体损伤以保存完好的牙体组织的一种现代方法。

（2）不仅充填龋损，同时封闭发生龋病的高危部位的点隙沟裂。将预防和修复统一起来，可以延长牙齿的寿命。

（3）不需要电源，使用简单便宜的手用器械代替昂贵的电动口腔设备。

（4）器材可以随身携带，操作者能采用任何形式的交通工具（如自行车），就可以到患者生活的环境中工作，如行动不便的老年居民家中，交通不便的地方，到社区学校、家庭中提供口腔治疗。

(5)操作安全、简单易学,而且价格便宜。研究表明由口腔医师和护士操作完成的治疗结果相似,由医师和经过培训的学校老师所做的窝沟封闭效果相似。

(6)控制交叉感染的方法简便,不需要高压消毒的手机,每次使用后,手用器械容易清洁和消毒。

(7)减轻了患者的心理创伤,患者容易接受。治疗中只有轻微的不适,不会产生传统治疗中的恐惧和焦虑,也没有牙钻或吸唾器的噪音。这种治疗尤其在儿童中更易得到普及。

(8)玻璃离子材料可释放氟,阻止和延缓龋病的发展。即使玻璃离子材料大部分脱落,仍有预防作用,有助于牙体组织的健康。

总之,ART 最大优点是使口腔医师可以离开诊所深入到患者生活的环境,让更多的人获得口腔保健的机会。使用 ART 将健康教育和促进、龋病预防治疗和解除痛苦融为一体。

(二)ART 充填失败的原因及处理

失败原因主要包括适应证选择不当;术者操作不当;玻璃离子材料的物理化学性能不足等。失败的 ART 充填体可以进行修补或替代修复。

ART 充填失败主要包括充填物折断、充填物全部或部分脱落、继发龋等。

1.充填物明显磨损

常见原因:玻璃离子材料耐磨性能不足,磨损过多(>0.5 mm),导致龋洞边缘牙釉质暴露。新型玻璃离子材料的磨耗是缓慢的,失败相对少见。

处理:重新进行修补。用 ART 方法将剩余的充填材料表面及周围牙面清洁干净,然后用处理剂处理,在其上充填一层新的玻璃离子材料并调整咬合。

2.充填物折断

常见原因如下。

(1)玻璃离子材料的机械强度不足(失败最常见的原因)。

(2)牙本质龋坏未全部去净,降低充填材料与牙体组织的黏结,导致充填物折断。

(3)充填面积过大的复面洞等。

处理:去除折断充填体,重新修复缺损或改用其他方法修补。目前 ART 方法对复面洞的充填不应作为常规使用。

3.充填体部分或全部脱落

充填体部分或全部脱落常见原因如下。

(1)术区隔湿不当,在操作过程中龋洞被唾液或血污染。

(2)龋坏牙本质去除不干净,尤其是釉牙本质界处龋坏未去净,降低了充填材料与牙体组织的黏结,导致充填物脱落。

(3)处理剂使用不正确。

(4)使用压缩空气吹干,使牙面过于干燥而降低玻璃离子与牙面的化学黏结。

(5)玻璃离子材料调拌不正确。

(6)充填方法不当,如将材料置入龋洞的方法不对,导致材料下面出现空隙等。

处理:如果材料大部分或完全脱落,去除原残留物,将龋洞彻底清理干净,并严格按照操作步骤重新进行 ART 充填;如果小部分脱落,处理方法同充填物明显磨损。

4.继发龋

继发龋常见原因如下。

(1)充填微漏。

(2)牙本质龋坏未全部去除等。

处理:重新去净腐质,对釉牙本质交界处的处理要特别注意。然后按标准的 ART 方法清洁处理,充填龋洞。

上述表明,使用 ART 方法的每一个步骤操作不当都可能发生失败,重要的是充分认识引起充填失败的原因,避免和减少失败,充填失败后应根据具体的情况及时处理。为了保证 ART 充填的效果,应选择适当的适应证,ART 的操作者应进行培训,具备足够的操作技术和严谨的工作态度,应熟练掌握材料的性能和特点。另外通过改进玻璃离子材料的机械强度或使用更耐磨的材料,提高充填效果。

(三)可能影响 ART 推广的因素

(1)公众容易误认为玻璃离子是一种临时充填材料。虽然 ART 充填效果低于银汞充填,但很接近。由于早期研究所用的充填材料并不是专为 ART 设计的。使用新型玻璃离子材料,可以使两者之间差别减少。

(2)由于手工调拌玻璃离子,且操作者、地理和气候等不同,调和的玻璃离子可能不符合标准操作规程。

(3)玻璃离子材料的强度。多个试验结果表明,玻璃离子做封闭材料时,其寿命低于复合树脂但从防龋效果来看,树脂与玻璃离子效果相似。此现象可能与对氟的释放或者即使大部分封闭材料脱落,但仍有残留材料存在于窝沟有关。

(4)对 ART 技术的错误理解。ART 技术并非很简单,需要对 ART 原理、龋坏的进展、材料的性能和特点有深入的了解,每一步都需要认真仔细操作,对缺乏经验的操作者应该接受适当的培训,才能保证 ART 充填的效果。

(5)虽然 ART 临床试验有相当高的成功率,但目前还没有 ART 修复与充填保留率的长期研究结果,最长的研究仅 3 年。而且这些实验中病例丢失率较高。泰国 3 年 ART 研究的丢失率为 28%。津巴布韦 2 年研究充填与封闭丢失率分别为 41% 和 44%。此方法需要进行长期的研究证实结果的可靠。

(6)ART 方法目前仅被推荐使用在恒牙的单面洞,对复面洞和乳牙 ART 充填的研究尚少。

(7)ART 技术可以在牙科诊所应用,但并不是用来取代传统的口腔治疗,而是与之相辅相成。

(四)发展的方向

ART 技术是手用器械和黏结性材料的结合,其发展依赖于充填材料不断改进。新的充填材料应在更强的黏结性、更强的耐磨性、更强的再矿化能力、较小的微漏、具有良好的生物相容性和抗菌性等方面有所改进,使 ART 技术将成为一种能更成功修复牙的治疗方法,并不断应用新的领域。另外改进手用器械的操作性能,使其能进入不易达到的部位,有效去除龋坏组织。同时 ART 技术作为整体口腔预防的一部分,应与其他预防措施相结合。

ART 作为一种既方便、质量好,又经济的新方法,为更多的人得到龋病治疗提供了可能。ART 技术虽然在临床上的成功率较为满意,但仍然处于发展的开始阶段,具有很大的发展潜力,适用于所有经济发展水平的所有人群,为发展中国家提供了实际的解决办法。

ART 技术体现一种最大的预防和最少创伤的原则,符合现代预防和口腔修复的概念,将引导未来口腔科学的方向。

第五章　　牙髓病

第一节　牙髓病的病因

牙髓位于牙齿内部,周围被矿化程度较高的牙本质所包围,外界刺激不易进入牙髓腔,引起牙髓病变,只有在刺激强度极大时,才可能使牙髓受到损害。牙髓组织通过一或数个窄小的根尖孔与根尖周组织密切联系,牙髓中的病变产物和细菌很容易通过极尖孔向根尖周组织扩散,使根尖周组织发生病变。

在大多数情况下,牙髓的病变是在牙釉质、牙骨质和牙本质被破坏后产生的。牙髓的感染多由细菌引起,这些细菌都来自口腔,多数是来自深龋洞中,深龋洞是一个相当缺氧的环境,这些地方有利于厌氧菌的生长繁殖,当龋洞接近牙髓或已经穿通牙髓时,细菌或其产生的毒素可进入髓腔引起牙髓炎。其他一些近牙髓的牙体硬组织非龋性疾病,如外伤所致的牙折,楔状缺损过深使牙髓暴露,畸形中央尖,磨损后露髓,畸形舌侧窝,隐裂,严重的磨损等也可引起牙髓炎。牙齿患牙周病时,深达根尖的牙周袋可以使感染通过根尖孔或侧支根管进入髓腔,引起逆行性牙髓炎。另外菌血症或脓血症时,细菌可随血液循环进入牙髓,引起牙髓炎。除感染外,一些不当的刺激也会引起牙髓炎,如温度骤然改变,骤冷骤热便会引起牙髓充血,甚至转化为牙髓炎;治疗龋病时,某些充填材料含刺激性物质,会引起牙髓病变;消毒窝洞的药物刺激性过强,牙髓失活剂使用不当,备洞时操作不当产热过多等。

第二节　牙髓病的分类及临床表现

　　牙髓病是临床上常见的口腔疾病,可以表现为急性或慢性的过程,也可以互相转变,牙髓炎是牙髓病中发病率最高的一种疾病。牙髓病是指牙齿受到细菌感染、创伤、温度或电流等外来物理及化学刺激时,牙髓组织发生一系列病变的疾病。在组织病理学上一般将牙髓分为正常牙髓和各种不同类型的病变牙髓。由于它们常存在着移行阶段和重叠现象,所以采用组织病理学的方法,有时要将牙髓状况的各段准确地分类也很困难,对于临床医师来说,重要的是需要判断患牙的牙髓是否通过实施一些临床保护措施而得以保留其生活状态且不出现临床症状。因此,根据牙髓的临床表现和治疗预后可分为可复性牙髓炎、不可复性牙髓炎、牙髓坏死、牙髓钙化和牙内吸收。其中不可复性牙髓炎又分为急性牙髓炎、慢性牙髓炎、残髓炎、逆行性牙髓炎。现将常见的牙髓病表现介绍如下。

　　可复性牙髓炎是一种病变较轻的牙髓炎,受到温度刺激时,产生快而锐的酸痛或疼痛,但不严重,刺激去除后,疼痛立即消失,每次痛的时间短暂,不拖延。检查可见无穿髓孔。如果致病时刺激因子被消除,牙髓可恢复正常,如果刺激继续存在,炎症继续发展,成为不可复性牙髓炎。

　　有症状不可复性牙髓炎是有间断或持续的自发痛,骤然的温度可诱发长时间疼痛。患者身体姿势发生改变时也引起疼痛,如弯腰或躺卧,这是由于体位改变使牙髓腔内压力增加所致。疼痛可以是锐痛,也可以是钝痛,但多数人不易指出患牙的确切位置,有时疼痛呈放散性,有时呈反射性。如果炎症渗出物得到引流,炎症可以消退,疼痛缓解。如得不到引流,刺激继续存在,则炎症加重而使牙髓坏死。

　　逆行性牙髓炎是牙周病患牙当牙周组织破坏后,使根尖孔或侧支根尖孔外露,感染由此进入牙髓,引起牙髓炎症。表现为锐痛,近颈部牙面的破坏和根分歧处外露的孔所引起的炎症,多为局限性,疼痛不很剧烈。牙周袋深达根尖或接近根尖,冷热刺激可引起疼痛。

　　残髓炎是指经过牙髓治疗后,仍有残存的少量根髓,并发生炎症时。如干髓治疗的牙齿,经常发生残髓炎。常表现为自发性钝痛,放散到头面部,每天发作一、二次,疼痛持续时间较短,温度刺激痛明显,有咬合不适感或有轻微咬合痛,有牙髓治疗史。

牙髓坏死是指牙髓组织因缺氧而死亡的病变,经常是由于不可复性牙髓炎继续发展的结果,也可能由于化学药物的刺激产生的,也可能由于牙齿受到外伤或牙周炎破坏达根尖区,根尖周组织和根管内组织发生栓塞而使牙髓坏死,牙冠可变为黄色或暗灰色,冷热刺激时都无反应。如不及时治疗,则病变可向根尖周组织扩展,引起根尖周炎。

第三节　牙髓病的治疗措施

一、年轻恒牙的治疗特点

乳牙脱落后新萌出的恒牙牙根未发育完成,仍处在继续生长发育阶段,此阶段的恒牙称为年轻恒牙。年轻恒牙髓腔大,根管粗,牙本质薄,牙本质小管粗大,所以外来刺激易波及牙髓;年轻恒牙的牙根在萌出 3～5 年才能完全形成,年轻恒牙的牙髓组织与乳牙相似,因根尖开口较大,髓腔内血液供给丰富,发生炎症时,感染容易扩散,如得到及时控制,也可能恢复。

年轻恒牙牙髓组织不仅具有对牙有营养和感觉的功能,而且与牙齿的发育有密切关系。因此,牙髓炎的治疗以保存生活牙髓为首选治疗。年轻恒牙萌出后 2～3 年牙根才达到应有的长度,3～5 年根尖才发育完成。所以,年轻恒牙牙髓炎应尽力保存活髓组织,如不能保存全部活髓,也应保存根部活髓,如不能保存根部活髓,也应保存患牙。治疗中常常选择盖髓术和活髓切断术,对根尖敞开,牙根未发育完全的死髓牙应采用促使根尖继续形成的治疗方法,即根尖诱导形成术。

二、恒牙髓腔解剖特点及开髓方法

(一)上颌前牙

髓腔解剖特点:一般为单根管,髓室与髓腔无明显界限,根管粗大,近远中纵剖面可见进远中髓角突向切方,唇舌向纵剖面可见髓室近舌隆突部膨大,根管在牙颈部横断面呈圆三角形。

开髓方法:在舌面舌隆突上方垂直与舌面钻入,逐层深入,钻针应向四周稍微扩展,以免折断。当有落空感时,调整车针方向与牙体长轴方向一致进入髓腔,改用提拉动作揭去髓室顶,形成一顶向根方的三角形窝洞。

(二)下颌前牙

髓腔解剖特点:与上颌前牙基本相同,只是牙体积小,髓腔细小。

开髓方法:开髓时车针一定要局限于舌隆突处,勿偏向近远中,开髓外形呈椭圆形,进入髓腔方向要与根管长轴一致,避免近远中侧穿。

(三)上颌前磨牙

髓腔解剖特点:髓室呈立方形,颊舌径大于近远中径,有 2 个细而突的髓角分别伸入颊舌尖内,分为颊舌两个根管,根分歧部比较接近根尖 1/3 部,从洞口很难看到髓室底。上颌第 1 前磨牙多为两个根管,上颌第 2 前磨牙可为一个根管,约 40% 为双根管。

开髓方法:在颌面做成颊舌向的椭圆形窝洞,先穿通颊舌两髓角,不要将刚穿通的两个髓角误认为根管口,插入裂钻向颊舌方向推磨,把颊舌两髓角连通,便可揭开髓室顶。

(四)下颌前磨牙

髓腔解剖特点:单根管,髓室和根管的颊舌径较大,髓室和根管无明显界限,牙冠向舌侧倾斜,髓腔顶偏向颊侧。

开髓方法:在颌面偏颊尖处钻入,切勿磨穿近远中壁和颊舌侧壁,始终保持车针与牙体长轴一致。

(五)上颌磨牙

髓腔解剖特点:髓腔形态与牙体外形相似,颊舌径宽,髓角突入相应牙尖内,其中近中颊髓角最高,颊侧有近远中 2 个根管,根管口距离较近,腭侧有一粗大的根管,上颌第 2 磨牙可出现 2 个颊根融合为一个较大的颊根。

开髓方法:开髓洞形要和牙根颈部横断面根管口连线一致,做成颊舌径长,近远中径短的圆三角形,三角形的顶在腭侧,底在颊侧,其中一边在斜嵴的近中侧与斜嵴平行,另一边与近中边缘嵴平行。

(六)下颌磨牙

髓腔解剖特点:髓腔呈近远中大于颊舌径的长方体。牙冠向舌侧倾斜,髓室偏向颊侧。髓室在颈缘下 2 mm,髓室顶至底的距离为 2 mm,一般有近中、远中两根,下颌第 1 磨牙有时有 3 根,近中根分为颊舌两根管,远中根可为一粗大的根管,也可分为颊舌两根管。下颌第 2 磨牙有时近远中两根在颊侧融合,根管也在颊侧融合,根管横断面呈"C"形。

开髓方法:在颌面近远中径的中 1/3 偏颊侧钻入。开髓洞形为近远中边稍长,远中边稍短,颊侧洞缘在颊尖的舌斜面上,舌侧洞缘在中央沟处.开髓洞形的位置应在颊舌向中线的颊侧,可避免造成舌侧颈部侧穿和髓底台阶。

三、髓腔和根管口的解剖规律

(1)髓室底的水平相当于釉牙骨质界的水平,继发牙本质的形成不会改变这个规律,所以,釉牙骨质界可以作为寻找和确认髓室底的固定解剖标志。

(2)在釉牙骨质界水平的牙齿横截面上,髓腔形状与牙齿断面形状相同,并且位于断面的中央,就是说,髓室底的各个边界距离牙齿外表面是等距离的。

(3)继发性牙本质形成有固定的位置和模式,在髓腔的近远中颊舌 4 个侧壁,髓室顶和髓室底表面成球面状形成。

(4)颜色规律:①髓室底的颜色比髓腔壁的颜色深,即髓室底的颜色发黑,髓腔壁的颜色发白,黑白交界处就是髓室底的边界;②继发性牙本质比原发性牙本质颜色浅,即继发性牙本质是白色的,原发性牙本质是黑色的。

(5)沟裂标志:根管口之间有深色的沟裂相连,沟裂内有时会有牙髓组织。当根管口被层层地钙化物覆盖时,沿着沟裂的走向去除钙化物,在沟裂的尽头就能找到根管,这是相当快速且安全的技巧。

(6)根管口一定位于髓腔侧壁与髓室底交界处。

(7)根管口一定位于髓室底的拐角处。

(8)根管口分布对称性规律:除了上颌磨牙之外的多根牙,在髓室底画一条近远中方向的中央线,根管口即分布在颊舌两侧,并且对称性排列。就是说,颊舌根管口距离中央线的距离相等,如果只有一个根管口,则该根管口一定位于中线上或其附近不会偏离很大。根据这个规律可以快速地判断下磨牙是否存在远中舌根管。

四、寻找根管口的几种方法

(1)多根管牙常因增龄性变化或修复性牙本质的沉积,或髓石,或髓腔钙化,或根管形态变异等情况,而使根管口不易查找时,可借助于牙齿的三维立体解剖形态,从各个方向和位置来理解和看牙髓腔的解剖形态;并采用多种角度投照法所拍摄的X线片来了解和指出牙根和根管的数目、形状、位置、方向和弯曲情况;牙根对牙冠的关系;牙根及根管解剖形态的各种可能的变异情况等。

(2)除去磨牙髓腔内牙颈部位的遮拦根管口的牙本质领圈,以便充分暴露髓室底的根管口。

(3)采用能溶解和除去髓腔内坏死组织的根管冲洗剂,以彻底清理髓室后,根管口就很可能被察觉出来。

(4)探测根管口时,应注意选择髓室底较暗处的覆盖在牙骨质上方的牙本质和修复性牙本质上做彻底地探查。并且还应注意按照根管的方向进行探查。

(5)髓室底有几条发育沟,都与根管的开口方向有关,即沿髓室底的发育沟移行到根管口。所以应用非常锐利的根管探针沿着发育沟搔刮,可望打开较紧的根管口。

(6)当已经指出一个根管时,可估计其余根管的可能位置,必要时可用小球钻在其根管可能或预期所在的发育沟部位除去少量牙本质,然后使用锐利探针试图刺穿钙化区,以找出根管口,除去牙颈部的牙本质领圈以暴露根管口的位置。注意钻磨发育沟时不要过分地加深或磨平发育沟,以免失去这些自然标志而向侧方磨削或穿刺根分叉区。

(7)在髓室底涂碘酊,然后用稍干的酒精棉球擦过髓底以去碘,着色较深的地方常为根管口或发育沟。

(8)透照法:使用光导纤维诊断仪的光源透照颊舌侧牙冠部之硬组织,光线通过牙釉质和牙本质进入髓腔,可以看到根管口是个黑点;而将光源从软组织靠近牙根突出处进行透照,光线通过软组织、牙骨质和牙本质进入髓腔,则显示出根管口比附近之髓底部要亮些。

五、看牙要用橡皮障

对于大多数患者来说,橡皮障是个非常陌生的概念。其实在欧美很多发达国家橡皮障已经被广泛使用,甚至在一些口腔治疗过程中,不使用橡皮障是违反医疗相关法规的。在国内,橡皮障也正逐步被一些高档诊所以及口腔医院的特诊科采纳,使得口腔治疗更专业、更无菌、更安全、更舒适。

什么是橡皮障呢?简单地说,橡皮障是在齿科治疗中用来隔离需要治疗的牙齿的软性橡皮片。当然,橡皮障系统还需要有不同类型的夹子以及面弓来固定。橡皮障的优点在于它提供了一个干燥清洁的工作区域,即强力隔湿,同时防止口腔内细菌向牙髓扩散,避免伤害口腔内舌、黏膜等软组织。橡皮障还能减少血液、唾液的飞溅,做好艾滋病、肝炎等相关传染病的普遍防护,减少交叉感染。对于患者,橡皮障可以提供安全、舒适的保障,这样在治疗过程中就不必注意要持续张口或者担心自己的舌头,也不必担心会有碎片或者小的口腔器械掉到食管或者气管里,营造一个更轻松的术野。

从专业角度来讲,橡皮障技术的必要性更毋庸置疑。例如,目前齿科最常见的根管治疗应该像外科手术一样在无菌环境下,如果不采用橡皮障,就不能保证治疗区域处于无菌环境,这样根管感染及再感染的可能性将会大大提高。因此,我们常说有效控制感染是根管治疗成功的关键,而使用橡皮障是最重要的手段之一,它可以有效地避免手术过程中口腔环境对根管系统的再污染。此外,橡皮障技术可以更好地配合大量的根管冲洗,避免冲洗液对口腔黏膜的刺激,节约消毒隔离时间,减少诊间疼痛和提高疗效。正是由于橡皮障在根管治疗中如此的重要性,因此在美国,口腔根管治疗中不采用橡皮障是非法的。其实,橡皮障最早使用应该是在齿科的粘连修复中。国外目前流行的观点是如果没有橡皮障,最好就不要进行粘连修复。因为在粘连修复中,无论酸蚀前后都需要空气干燥,强力隔湿,这样才能避免水蒸气、唾液等污染。橡皮障的应用明显提高粘连的强度,减少微渗。尽管放置橡皮障不是治疗,但它却是提高治疗效果的有效手段。当然在国内,作为一个较新的技术,牙医们还需要投入一定时间来熟悉新的材料和学习新的操作要求,这样才能达到掌握必要技术来有效率地应用产品。但是,毫无疑问,一旦条件成熟,大多数患者都将享受到橡皮障技术带来的安全舒适。

六、常用治疗方法

(一)开髓治疗

当牙病发展到牙髓炎时,治疗起来很复杂。首先要备洞开髓引流,牙髓坏死的一次即可清除冠髓和根髓,而牙髓有活力的,开髓引流后,还需牙髓失活,即人们常说的"杀神经",然后才能清除患病牙髓。经过局部清洗,暂封消炎药等步骤,牙髓炎症清除后,才能最后充填。

患者常常抱怨,治一颗牙,却需多次去医院。有些人误认为牙痛是龋洞引起的,把洞一次补上,牙就不疼了。单纯的龋病一次就可以治疗完毕,但牙髓炎就不同了,如果仅单纯将牙充填只会使牙髓炎症渗出增多,髓腔压力增高,疼痛加重。所以牙髓炎必须经过治疗后才能充填。无论是采用干髓术还是塑化术或根管治疗,都要经过牙髓失活或局麻下拔髓,局部消炎、充填等步骤。牙髓失活和消炎封药要经过一定的时间,一次不能完成,所以,发现了龋病,一定要尽早治疗,一旦发展到牙髓炎,到医院就诊的次数就多了,一次治不完。

为了减轻髓腔的压力,消除或减少牙髓组织所受到的刺激,缓解剧烈疼痛,医师常常在龋洞的底部或患牙的咬合面上,用牙钻钻开一个孔通到牙髓腔内,使髓腔内的渗出物或脓液排出,冲洗髓腔后,龋洞内放入樟脑酚棉球,它有安抚镇痛的作用。

人们经常对开髓有恐惧心理,认为开髓十分疼痛,因而牙痛也不肯去医院。开髓时的疼痛程度取决于牙髓的状态。牙髓已经坏死的,牙神经失去了活力,开髓时患者根本就没有疼痛感。当牙髓部分坏死或化脓时,在钻针穿通髓腔的瞬间,患者有疼痛感,但一般都能耐受。在牙髓活力正常而敏感时,患者会感到锐痛难忍,这种情况医师会使用局部麻醉剂,达到抑制痛觉的作用,即使出现疼痛,也很轻微且持续时间短。

开髓时,患者应尽力与医师配合。首先应张大口,按医师要求摆好头部姿势,让医师在最佳视野,体位下操作。其次,开髓时医师一般使用高速涡轮钻磨牙,钻针锋利,转速高达每分钟25万~50万转,切割力很强,患者在医师操作时,切忌随便乱动,以免损伤软组织。若想吐口水或有其他不适,可举手或出声示意,待医师把机头从口中取出后再吐口水或说话。如果在磨牙时,患者突然移动头部或推医师手臂是十分危险的。

(二)牙髓失活术

牙髓失活术即"杀神经"是用化学药物使发炎的牙髓组织(牙神经)失去活力,发生化学性坏死。多用于急、慢性牙髓炎牙齿的治疗。失活药物分为快失活剂和慢失活剂两种。临床上采用亚砷酸、金属砷和多聚甲醛等药物。亚砷酸为快失活剂,封药时间为24~48小时;金属砷为慢失活剂,封药时间为5~7天;多聚甲醛作用更加缓慢温和,一般封药需2周左右。

封失活剂时穿髓孔应足够大,药物应准确放在穿髓孔处,否则起不到失活效果,邻面洞的失活剂必须用暂封物将洞口严密封闭,以防失活剂损伤牙周组织。封药期间,应避免用患牙咀嚼,以防对髓腔产生过大的压力引起疼痛,由于失活剂具有毒性,因此应根据医师嘱咐的时间按时复诊,时间过短,失活不全,给复诊时治疗造成困难,时间过长,药物可能通过根尖孔损伤根尖周组织。封药后可能有暂时的疼痛,但可自行消失,如果疼痛不止且逐渐加重,应及时复诊除去失活剂,敞开窝洞,待症状有所缓解后再行失活。

(1)拔髓通常使用拔髓针。拔髓针有1个"0"、2个"0"和3个"0"之分,根管粗大时选择1个"0"的拔髓针,根管细小时,选择3个"0"的拔髓针。根据我们临床经验,选择拔髓针时,应细一号,也就是说,如根管直径应该使用2个"0"的拔髓针,实际上应使用3个"0"的拔髓针。这样使用,可防止拔髓针折断在根管内。特别是弯根管更要注意,以防断针。

（2）活髓牙应在局麻下或采用牙髓失活法去髓。为避免拔髓不净，原则上应术前拍片，了解根管的结构，尽量使用新的拔髓针。基本的拔髓操作步骤如下：拔髓针插入根管深约 2/3 处，轻轻旋转使根髓绕在拔髓针上，然后抽出。牙髓颜色和结构因病变程度而不同，正常牙髓拔出呈条索状，有韧性，色粉红；牙髓坏色者则呈苍白色，或呈瘀血的红褐色，如为厌氧性细菌感染则有恶臭。

（3）对于慢性炎症的牙髓，组织较糟脆，很难完整拔出，未拔净的牙髓可用拔髓针或 10 号 K 形挫插入根管内，轻轻振动，然后用 3% 过氧化氢和生理盐水反复交替冲洗，使炎症物质与新生态氧形成的泡沫一起冲出根管。

（4）正常情况下，对于外伤露髓或意外穿髓的前牙可以将拔髓针插到牙根 2/3 以下，尽量接近根尖孔，旋转 180° 将牙髓拔出。对于根管特别粗大的前牙，还可以考虑双针术拔髓。

双针术：先用 75% 的乙醇消毒洞口及根管口，参照牙根实际长度，先用光滑髓针，沿远中根管侧壁，慢慢插入根尖 1/3 部，稍加晃动，使牙髓与根管壁稍有分离，给倒钩髓针造一通路。同法在近中制造通路，然后用两根倒钩髓针在近远中沿通路插至根尖 1/3 部，中途如有阻力，不可勉强深入，两针柄交叉同时旋转 180°，钩住根髓拔除。操作时避免粗暴动作，以免断于根管内，不易取出。双针术在临床实践中能够较好地固定牙髓组织，完整拔除牙髓组织的成功率更高，避免将牙髓组织撕碎造成拔髓不全，不失为值得推广的一种好方法。

（5）后牙根管仅使用拔髓针很难完全拔净牙髓，尤其是后牙处在牙髓炎晚期，牙髓组织朽坏，拔髓后往往容易残留根尖部牙髓组织。这会引起术后疼痛，影响疗效。具体处理方法：用小号挫（15～20 号的，建议不要超过 25 号的），稍加力，反复提拉（注意是提拉）。这样反复几次，如果根管不是很弯（＜30°角），一般都能到达根尖，再用 2 个"0"或 3 个"0"的拔髓针，插到无法深入处，轻轻旋转，再拉出来，通常能看到拔髓针尖端有很小很小的牙髓组织。

（6）如根管内有残髓，可将干髓液（对苯二酚的乙醇饱和液）棉捻在根管内封 5～7 天（根内失活法），再行下一步处置。

（7）拔髓前在根管内滴加少许 EDTA，可起到润滑作用，使牙髓更容易地从根管中完整拔出。这是一种特别有效的方法，应贯穿在所有复杂的拔髓操作中。润滑作用仅仅是 EDTA 的作用之一，EDTA 有许多其他的作用：①与 Ca 螯合使根管内壁的硬组织脱钙软化，有溶解牙本质的作用。既可节省机械预备的时间，又可协助扩大狭窄和阻塞的根管，具有清洁作用，最佳效能时间 15 分钟。②具有明显的抗微生物性能。③对软组织中度刺激，无毒，也可用作根管冲洗。④对器械无腐蚀。⑤使牙本质小管管口开放,增加药物对牙本质的渗透。

EDTA作用广泛,是近年来比较推崇的一种口内用药。

如果临床复诊中不可避免地出现因残髓而致的根管探痛,应在髓腔内注射碧兰麻,然后将残髓彻底拔除干净。

最后补充一点就是,拔髓针拔完牙髓后很难将拔髓针清洗干净,有一种很快的方法也很简单,也许大家都会,具体操作如下:右手拿一根牙刷左手拿拔髓针,用牙刷从针尖向柄刷,同时用水冲。最多两下就可以洗干净。如果不行,左手就拿针顺时针旋转两下,不会对拔髓针有损坏。

(8)砷剂外漏导致牙龈大面积烧伤的处理方法:在局麻下切除烧伤的组织直至出现新鲜血再用碘仿加牙周塞止血,一般临床普遍用此法,使用碘仿纱条时应注意要多次换药,这样效果才会好一点。

防止封砷剂外漏的方法:止血;尽可能地去净腐质;一定要注意隔湿,吹干;丁氧膏不要太硬;棉球不要太大。注意:尽可能不用砷剂,用砷剂封药后应嘱患者,如出现牙龈瘙痒应尽快复诊以免出现不良的后果。医师应电话随访,以随时了解情况。

(三)盖髓术

盖髓术是保存活髓的方法,即在接近牙髓的牙本质表面或已经露髓的牙髓创面上,覆盖具有使牙髓病变恢复效应的制剂,隔离外界刺激,促使牙髓形成牙本质桥,以保护牙髓,消除病变。盖髓术又分为直接盖髓术和间接盖髓术。常用的盖髓剂有氢氧化钙制剂,氧化锌丁香油糊剂等。

做盖髓术时,注意要把盖髓剂放在即将暴露或已暴露的牙髓的部位,然后用氧化锌丁香油糊剂暂时充填牙洞。做间接盖髓术需要观察两周,如果两周后牙髓无异常,可将氧化锌去除部分后行永久充填;若出现牙髓症状,有加重的激发痛或出现自发痛,应进行牙髓治疗。做直接盖髓术时,术后应每半年复查1次,至少观察两年,复诊要了解有无疼痛,牙髓活动情况,叩诊是否疼痛,X线片表现,若无异常就可以认为治疗成功。

当年轻人的恒牙不慎受到外伤致使牙髓暴露,以及单纯龋洞治疗时意外穿髓(穿髓直径不超过0.5 mm)可将盖髓剂盖在牙髓暴露处再充填,这是直接盖髓术。当外伤深龋去净腐质后接近牙髓时,可将盖髓剂放至近髓处,用氧化锌丁香油黏固剂暂封,观察1~2周后若无症状再做永久性充填,这是间接盖髓术。

无明显自发痛,龋洞很深,去净腐质又未见明显穿髓点时,可采取间接盖髓术作为诊断性治疗,若充填后出现疼痛,则可诊断为慢性牙髓炎,进行牙髓治疗,盖髓术成功的病例,表现为无疼痛不适,已恢复咀嚼功能,牙髓活力正常,X线片示有钙化牙本质桥形成,根尖未完成的牙齿,根尖继续钙化。但应注意的是,老年人的患牙若出现了意外穿髓,不宜行直接盖髓术,可酌情选择塑化治疗或根管治疗。

直接盖髓术有以下几个操作步骤。

(1)局部麻醉:用橡皮障将治疗牙齿与其他牙齿分隔,用麻醉剂或灭菌生理盐水冲洗暴露的牙髓。

(2)如有出血,用灭菌小棉球压迫,直至出血停止。

(3)用氢氧化钙覆盖暴露的牙髓:可用已经配制好的氢氧化钙,也可用当时调配的氢氧化钙(纯氢氧化钙与灭菌水、盐水或麻醉剂混合)。

(4)轻轻地冲洗。

(5)用树脂改良型玻璃离子保护氢氧化钙,进一步加强封闭作用。

(6)用牙釉质/牙本质黏结系统充填备好的窝洞。

(7)定期检查患者的牙髓活力,并拍摄X线片。

(四)活髓切断术

活髓切断术是指在局麻下将牙冠部位的牙髓切断并去除,用盖髓剂覆盖于牙髓断面,保留正常牙髓组织的方法。切除冠髓后,断髓创面覆盖盖髓剂,形成修复性牙本质,可隔绝外界刺激,根髓得以保存正常的功能。根尖尚未发育完成的牙齿,术后仍继续钙化完成根尖发育。较之全部牙髓去除疗法。疗效更为理想,也比直接盖髓术更易成功,但疗效并不持久,一般都在根尖孔形成后,再作根管治疗。

根据盖髓剂的不同,可分为氢氧化钙牙髓切断术和甲醛甲酚牙髓切断术。年轻恒牙的活髓切断术与乳牙活髓切断术有所不同,年轻恒牙是禁止用甲醛甲酚类药物的,术后要定期复查,术后3个月、半年、1年、2年复查X线片。观察牙根继续发育情况,成功标准为无自觉症状,牙髓活力正常,X线片有牙本质桥形成,根尖继续钙化,无根管内壁吸收或根尖周病变。

活髓切断术适用于感染局限于冠部牙髓,根部无感染的乳牙和年轻恒牙。深龋去腐质时意外露髓,年轻恒牙可疑为慢性牙髓炎,但无临床症状,年轻恒牙外伤露髓,但牙髓健康;畸形中央尖等适合做活髓切断术。病变发生越早,活髓切断术成功率越高。儿童的身体健康状况也影响治疗效果,所以医师选择病例时,不仅要注意患牙情况,还要观察全身状况。

1.牙髓切断术的操作步骤

牙髓切断术是指切除炎症牙髓组织,以盖髓剂覆盖于牙髓断面,保留正常牙髓组织的方法。其操作步骤为无菌操作、除去龋坏组织、揭髓室顶、髓腔入口的部位、切除冠髓、放盖髓剂、永久充填。在这里重点讲髓腔入口的部位。为了避免破坏过多的牙体组织,应注意各类牙齿进入髓腔的部位:①切牙和尖牙龋多发生于邻面,但要揭开髓顶,应先在舌面备洞。用小球钻或裂钻从舌面中央钻入,方向与舌面垂直,钻过釉质后,可以感到阻力突然减小,此时即改变牙钻方向,使之与牙长轴方向一致,以进入髓腔。用球钻在洞内提拉,扩大和修复洞口,以充分暴露近、远中髓角,使髓室顶全部揭去。②上颌前磨牙的牙冠近、远中径在颈部缩窄,备洞时可由颌面中央钻入,进入牙本质深层后,向颊、舌尖方向扩展,即可暴露颊舌髓角,揭出髓室顶。注意备洞时近远中径不能扩展过宽,以免造成髓腔侧穿。③下颌前磨牙的牙冠向舌侧倾斜,髓室不在颌面正中央下方,而是偏向颊尖处。颊尖大,颊髓线角粗而明显,钻针进入的位置应偏向颊尖。④上颌磨牙近中颊、舌牙尖较大,其下方的髓角也较为突出。牙冠的近远中径在牙颈部缩窄,牙钻在颌面备洞应形成一个颊舌径长,颊侧近、远中径短的类似三角形。揭髓室顶应从近中舌尖处髓角进入,然后扩向颊侧近远中髓角,注意颊侧两根管口位置较为接近。⑤下颌磨牙牙冠向舌侧倾斜,髓室偏向颊侧,颊髓角突出明显,备洞应在合面偏向颊侧近颊尖尖顶处,窝洞的舌侧壁略超过中央窝。揭髓室顶也应先进入近中颊侧髓角,以免造成髓腔。

2.活髓切断术的应用指征和疗效

临床上根髓的状况可根据断髓面的情况来判断。如断面出血情况,出血是否在短时间内可以止住。另外从龋齿的深度,患儿有没有自发症状等情况辅助你判断。疗效方面,成功率比较高,对乳牙来说,因为要替换,所以效果还可以。但是恒牙治疗远期会引起根管钙化,增加日后根管治疗的难度。所以,如果根尖发育已经完成的患牙,建议还是做根管治疗。如果根尖发育未完成,可以先做活切,待根尖发育完成后改做根管治疗,这样可以减轻钙化程度。

乳牙牙髓感染,长处于持续状态,易成为慢性牙髓炎。本来牙髓病的临床与病理诊断符合率差别较大。又因乳牙牙髓神经分布稀疏,神经纤维少,反应不如恒牙敏感,加上患儿主诉不清,使得临床上很难提出较可靠的牙髓病诊断。因此在处理乳牙牙髓病时,不宜采取过于保守的态度。临床明确诊断为深龋的乳牙,其冠髓组织病理学表现和牙髓血象表示,分别有 82.4% 和 78.4% 的冠髓已有慢性炎症表现,因此也提出采用冠髓切断术治疗乳牙近髓深龋,较有实效。

3.常用的用于活髓切断术的盖髓剂

FC、戊二醛和氢氧化钙。①FC断髓术:FC法用于乳牙有较高的成功率,虽然与氢氧化钙断髓法的临床效果基本相似,但在X片上相比时,发现FC断髓法的成功率超过氢氧化钙断髓法。采用氢氧化钙的乳牙牙根吸收是失败的主要原因,而FC法可使牙根接近正常吸收而脱落。②戊二醛断髓术:近年来发表了一些甲醛甲酚有危害性的报道,认为FC对牙髓组织有刺激性,从生物学的观点看不太适宜。且有报道称成功率只有40%,内吸收的发生与氢氧化钙无明显差异。因此提出用戊二醛做活髓切断的盖髓药物。认为它的细胞毒性小,能固定组织不向根尖扩散,且抗原性弱,成功率近90%。③氢氧化钙断髓术:以往认为有根内吸收的现象,但近年来用氢氧化钙或氢氧化钙碘仿做活髓切断术的动物试验和临床观察,都取得了较好的结果,也是应用最广泛的药物。

(五)干髓术

用药物使牙髓失活后,磨掉髓腔上方的牙体组织,除去感染的冠髓,在无感染的根髓表面覆盖干髓剂,使牙髓无菌干化成为无害物质,作为天然的根充材料隔离外界的刺激,根尖孔得以闭锁,根尖周组织得以维持正常的功能,患牙得以保留。这种治疗牙髓炎的方法叫干髓术。常用的干髓剂多为含甲醛的制剂,如三聚甲醛,多聚甲醛等。

做干髓术时要注意将干髓剂放在根管口处,切勿放在髓室底处,尤其是乳磨牙,以免药物刺激根分叉的牙周组织。一般干髓术后观察2年,患牙症状及相关阳性体征,X线片未见根尖病变者方可认为成功。

干髓术的远期疗较差,但是操作简便,经济,在我国尤其是在基层仍被广泛应用。干髓术适用于炎症局限于冠髓的牙齿,但临床上不易判断牙髓的病变程度,所以容易失败。成人后牙的早期牙髓炎或意外穿髓的患牙;牙根已形成,尚未发生牙根吸收的乳磨牙牙髓炎患牙;有些牙做根管治疗或塑化治疗时不易操作,如上颌第3磨牙,或老年人张口受限时,可考虑做干髓术。

由于各种原因引起的后牙冠髓未全部坏死的各种牙髓病可行干髓术。干髓术操作简便,便于开展,尤其是在医疗条件落后地区。随着我国口腔事业的发展,干髓术能否作为一种牙髓治疗方法而继续应用存在很大的争议。干髓术后随着时间延长疗效呈下降趋势,因我们对干髓剂严格要求,操作严格,分析原因。

(1)严格控制适应证,干髓术后易变色,仅适用于后牙且不伴尖周炎,故对严重的牙周炎、根髓已有病变的患牙、年轻恒牙根尖未发育完成者禁用。

(2)配制有效的干髓剂,用以尽可能保证治疗效果,不随意扩大治疗范围。

（3）严格操作规程，对失活剂用量、时间及干髓剂的用量、放置位置均严格要求。

（4）术后适当降殆，严重缺损的可行冠保护。

七、牙髓息肉的鉴别诊断与治疗

慢性牙髓炎的患牙，穿髓孔大，血运丰富，使炎症呈息肉样增生并自髓腔突出，称之为牙髓息肉。牙髓炎息肉呈红色肉芽状，触之无痛但易出血，是慢性牙髓炎的一种表现，可将息肉切除后按治疗牙髓炎的方法保留患牙。

当查及患牙深洞有息肉时，还要与牙龈息肉和牙周膜息肉相鉴别。牙龈息肉多是牙龈乳头向龋洞增生所致。牙周膜息肉发生于多根牙的龋损发展过程中，不但髓腔被穿通，而且髓室底也遭到破坏，外界刺激使根分叉处的牙周膜反应性增生，息肉状肉芽组织穿过髓室底穿孔处进入髓腔，外观极像息肉。在临床上进行鉴别时。可用探针探察息肉的蒂部以判断息肉的来源，当怀疑是息肉时，可自蒂部将其切除，见出血部位在患牙邻面龋洞龈壁外侧的龈乳头位置即可证实判断。当怀疑是牙周膜息肉时，应仔细探察髓室底的完整性，摄X线片可辅助诊断，一旦诊断是牙周膜息肉，应拔除患牙。

八、C形根管系统的形态、诊断和治疗

（一）C形根管系统的形态与分类

C形根管系统可出现于人类上、下颌磨牙中，但以下颌第2磨牙多见。下颌第2磨牙C形根管系统的发生率在不同人种之间差异较大，在混合人群中为8%，而在中国人中则高达31.5%。双侧下颌可能同时出现C形根管系统，Sabala等对501例患者的全口曲面断层片进行了回顾性研究，结果显示在下颌第二磨牙出现的C形根管中有73.9%呈现对称性。

C形牙根一般表现为在锥形或方形融合牙根的颊侧或舌侧有一深度不一的冠根向纵沟，该纵沟的存在使牙根的横断面呈C形。一般认为，Hertwig上皮根鞘未能在牙根舌侧融合可导致牙根舌侧冠根向纵沟的出现。从人类进化的角度讲，下颌骨的退化使牙列位置空间不足，下颌第2磨牙的近远中根趋于融合而形成C形牙根。C形牙根中的根管系统为C形根管系统。C形根管最主要的解剖学特征是存在一个连接近远中根管的峡区，该峡区很不规则，可能连续也可能断开。峡区的存在使整个根管口的形态呈现180°弧形带状外观。

Melton基于C形牙根横断面的研究，发现C形根管系统从根管口到根尖的形态可发生明显变化，同时提出了一种分类模式，将所有C形根管分为3型：

①C1型表现为连续的C形,近舌和远中根管口通常为圆形,而近颊根管口呈连续的条带状连接在它们之间,呈现180°弧形带状外观或C形外观;②C2型表现为分号样,近颊根管与近舌根管相连而呈扁长形,同时牙本质将近颊与远中根管分离,远中根管为独立圆形;③C3型表现为2个或3个独立的根管。范兵等对具有融合根的下颌第2磨牙根管系统进行研究,结果显示C形根管从根管口到根尖的数目和形态可发生明显变化。

(二)C形根管系统的诊断

成功治疗C形根管系统的前提是正确诊断C形根管系统,即判断C形根管系统是否存在及其大致解剖形态。仅仅从临床牙冠的形态很难判断是否存在C形根管系统,常规开、拔髓之后可以探清根管口的形态。敞开根管口后,用小号锉进行仔细探查可更准确地了解C形根管口的特点。手术显微镜下,增强的光源和放大的视野使C形根管口的形态更清晰,诊断更容易、准确。

Cooke和Cox认为通过术前X线片很难诊断C形根管,所报道的3例C形根管的X线片均表现为近远中独立的牙根。第1例C形根管是在根管治疗失败后进行意向再植时诊断的,第2例和第3例则是因为根管预备过程中持续的出血和疼痛类似第1例而诊断。最近的研究表明可以通过下颌第2磨牙术前X线表现诊断C形根管的存在和了解整个根管系统的大致形态。具有C形根管系统的牙根多为从冠方向根方具有连续锥度的锥形或方形融合根。少数情况下由于连接近远中两根的牙本质峡区过于狭窄,C形根管的X线影像表现为近远中分离的2个独立牙根。将锉置于近颊根管内所摄的X线片似有根分叉区的穿孔,这种X线特征在C1型C形根管中更多见。

(三)C形根管系统的治疗

C形根管系统的近舌及远中根管可以进行常规根管预备,峡区的预备则不可超过25号,否则会发生带状穿孔。GG钻也不能用来预备近颊根管及峡区。由于峡区存在大量坏死组织和牙本质碎屑,单纯机械预备很难清理干净,使用小号锉及大量5.25%的次氯酸钠结合超声冲洗是彻底清理峡区的关键。在手术显微镜的直视下,医师可以看清根管壁及峡区内残留的软组织和异物,检查根管清理的效果。

C形根管系统中,近舌及远中根管可以进行常规充填。放置牙胶以前应在根管壁上涂布一层封闭剂,采用超声根管锉输送技术比手工输送技术使封闭剂在根管壁上的分布更均匀。为避免穿孔的发生,C形根管的峡区在预备时不可能足够敞开,侧方加压针也不易进入到峡区很深的位置,采用侧方加压充填技术往往很难致密充填根管的峡区,用热牙胶进行充填更合适。热牙胶垂直加压充填可以使大量的牙胶进入根管系统,对峡区和不规则区的充填比侧方加压和机械挤压效果好。Liewehr 等采用热侧方加压法充填 C 形根管取得了较好的效果。手术显微镜下,医师可以清楚地观察到加压充填过程中牙胶与根管壁之间的密合度,有利于提高根管充填的质量。因此,要有效治疗 C 形根管系统需采用热牙胶和超声封闭剂输送技术。

C 形根管系统治疗后进行充填修复时,可以将根管口下方的牙胶去除 2~4 mm,将银汞充入髓室和根管形成银汞桩核;也可以在充填银汞前在根管壁上涂布黏结剂以增加固位力和减少冠面微渗漏的发生。如果要预备桩腔,最好在根管充填完成后即刻行桩腔预备,以减少根管微渗漏的发生。桩腔预备后,根管壁的厚度应不<1 mm 以防根折,根尖区至少保留 5 mm 的牙胶。桩钉应置入呈管状的远中根管,因为桩钉与根管壁之间的适应性以及应力的分布更合理,而在近舌或近颊根管中置入桩钉可能导致根管壁穿孔。所选用桩钉的宽度应尽可能小,以最大限度保存牙本质和增加牙根的强度。

(四)C 形根管系统的治疗预后

严格按照生物机械原则进行根管预备、充填和修复,C 形根管的治疗预后与一般磨牙没有差别。随访时除观察患牙的临床症状和进行局部检查外,应摄 X 线片观察根分叉区有无病变发生,因为该区很难充填,而且常常有穿孔的危险。由于 C 形牙根根分叉区形态的特殊性,常规根管治疗失败后无法采用牙半切除术或截根术等外科方法进行治疗。可以视具体情况选择根管再治疗或意向再植术。

九、牙髓-牙周联合病变的治疗

(一)原发性牙髓病变继发牙周感染

由牙髓病变引起牙周病变的患牙,牙髓多已坏死或大部坏死,应尽早进行根管治疗。病程短者,单纯进行根管治疗,牙周病变既可完全愈合。若病程长久,牙周袋已存在当时,则应在根管治疗后,观察 3 个月,必要时再行常规的牙周治疗。

(二)原发性牙周病变继发牙髓感染

原发性牙周病继发牙髓感染的患牙能否保留,主要取决于该牙周病变的程度和牙周治疗的预后。如果牙周袋能消除或变浅,病变能得到控制,则可做根管治疗,同时开始牙周病的一系列治疗。如果多根牙只有一个牙根有深牙周袋而引起牙髓炎,且患牙不太松动,则可在根管治疗和牙周炎控制后,将患根截除,保留患牙。如牙周病已十分严重则可直接拔除。

(三)牙髓病变和牙周病变并存

对于根尖周病变与牙周病变并存,X线片显示广泛病变的牙,在进行根管治疗与牙周基础治疗中,应观察半年以上,以待根尖病变修复;若半年后骨质仍未修复,或牙周炎症不能控制,则再行进一步的牙周治疗,如翻瓣术等。总之,应尽量查清病源,以确定治疗的主次。在不能确定的情况下,死髓牙先做根管治疗,配合一般的牙周治疗,活髓牙则先做牙周治疗和调颌,若疗效不佳,再视情况行根管治疗。

在牙髓-牙周联合病变的病例中,普遍存在着继发性咬合创伤,纠正咬合创伤在治疗中是一个重要环节,不能期待一个有严重骨质破坏的牙,在功能负担很重的情况下发生骨再生和再附着。

牙髓-牙周联合病变的疗效基本令人满意,尤其是第一类,具有相当高的治愈率,而第二类和第三类,其疗效则远不如前者。

十、急性牙髓炎开髓后仍然剧烈疼痛的原因

急性牙髓炎所引起的疼痛,机制可分为外源性和内源性两个方面。急性牙髓炎时,由于血管通透性增加,血管内血浆蛋白和中性粒细胞渗出到组织中引起局部肿胀,从而机械压迫该处的神经纤维引起疼痛。这就是引起疼痛的外源性因素。另一方面渗出物中各种化学介质如5-羟色胺、组胺、缓激肽和前列腺素在发炎牙髓中都能被检出。这些炎性介质是引起疼痛的内源性因素。据报道有牙髓炎症状时其牙髓内炎性介质浓度高于无症状患者牙髓内浓度。

急性牙髓炎时行开髓引流术能降低髓腔内压力而缓解疼痛,但不能完全去除炎性介质,加上开髓时物理刺激和开放髓腔后牙髓组织受污染,有些患者术后疼痛加重。本组研究急性牙髓炎开髓引流术疼痛缓解率为78.2%,术后疼痛加重率为21.8%。

急性牙髓炎时采用封髓失活法,甲醛甲酚具有止痛作用,并能使血管壁麻痹,血管扩张出血形成血栓引起血运障碍而使牙髓无菌性坏死。暂封剂中丁香油也有安抚止痛作用。154例急性牙髓炎行封髓失活疗法疼痛缓解率为92.2%,疼痛加重率为7.8%,与开髓引流比较有显著差异($P<0.01$)。剧烈疼痛患者一般服用镇静止痛药后疼痛缓解。剧痛一般在术后24小时内出现,持续2小时左

右,其后疼痛逐渐消退。本组研究观察到急性牙髓炎时采用封髓疗法完成牙髓治疗总次数少于开髓引流术组($P<0.01$)。该结果与 Weine 结果相近。急性牙髓炎现最好治疗方法是行根管治疗术,但由于受国情所限,对部分有干髓适应证患者行干髓治疗术。

十一、牙髓炎治疗过程中可能出现的并发症

治疗牙髓炎可采用干髓术、塑化术、根管治疗等方法,治疗过程中可能出现一些并发症。

(一)封入失活剂后疼痛

封入失活剂后一般情况下可出现疼痛,但较轻可以忍受,数小时即可消失。有些患牙因牙髓急性炎症未得缓解,暂封物填压穿髓孔处太紧而出现剧烈疼痛。此时应去除暂封药物,以生理盐水或蒸馏水充分冲洗窝洞,开放安抚后再重新封入失活剂或改用麻醉方法去除牙髓。

(二)失活剂引起牙周坏死

当失活剂放于邻面龋洞时,由于封闭不严,药物渗漏,造成龈乳头及深部组织坏死。

(三)失活剂引起药物性根尖周炎

主要是由于失活剂封药时间过长造成的患牙有明显的咬合痛、伸长感、松动,应立即去除全部牙髓,用生理盐水冲洗,根管内封入碘制剂。因而使用失活剂时,应控制封药时间,交代患者按时复诊。

(四)髓腔穿孔

由于髓腔的形态有变异,术者对髓腔解剖形态不熟悉,或开髓的方向与深度掌握失误,根管扩大操作不当等原因造成的。探入穿孔时出血疼痛,新鲜穿孔可在用生理盐水冲洗、吸干后,用氢氧化钙糊剂或磷酸锌黏固粉充填。

(五)残髓炎

干髓术后数周或数年,又出现牙髓炎的症状,可诊断为残髓炎,这是由于根髓失活不全所致,是干髓术常见的并发症。塑化治疗的患牙也可出现残髓炎,是由于塑化不全,根尖部尚存残髓未被塑化或有遗漏根管未做处理。若出现残髓炎,则应重新治疗。

(六)塑化剂烧伤

牙髓塑化过程中,塑化液不慎滴到黏膜上,可烧伤黏膜,出现糜烂、溃疡,患

者感觉局部灼痛。

(七)术后疼痛、肿胀

由于操作过程中器械穿出根尖孔或塑化液等药物刺激所致根尖周炎症反应所致。

(八)器械折断于根管内

在扩大根管时,使用器械不当,器械原有损伤或质量不佳,或当医师进行操作时患者突然扭转头等原因,可导致器械折断于根管内。

(九)牙体折裂

经过牙髓治疗后的患牙,牙体硬组织失去了来自牙髓的营养和修复功能,牙体组织相对薄弱,开髓制洞时要磨去髓腔上方的牙齿组织,咀嚼硬物时易致牙折裂,所以在治疗时要注意调整咬合,并防止切割牙体组织过多。必要时做全冠保护,并嘱患者不要咬过硬的食物。

十二、牙体牙髓病患者的心理护理

(一)治疗前的心理护理

首先为患者提供方便、快捷、舒适的就医环境,以"一切以患者为中心,将患者的利益放在首位"为服务宗旨,热情接待患者,以简洁的语言向患者介绍诊疗环境、手术医师和护士的姓名、资历、治疗过程、术中配合及注意事项,以高度的责任心和同情心与患者交谈,耐心解答患者所担心的问题,通过交谈了解病情及病因,根据患者的病情及要求,讲明治疗的必要性,不同材料的优缺点,治疗全过程所需费用及疗效。对经济条件差的患者,尽量提供经济实用的充填材料。其次美学修复可以改变牙齿的外观,在一定程度上可以改善牙齿的颜色和形态,但无法达到与自然牙一致。因此对美学修复方面要求较高的患者,应注意调整患者对手术的期望值,治疗前向患者讲明手术的相对性、局限性,慎重选择,避免出现治疗后医师满意而患者不满意的情况,提高患者对术后效果的承受力,必要时向他们展示以治疗患者的前后照片,使其增强自信心。这样在治疗前使患者对治疗全过程及所需费用,有了充分的了解和心理准备,以最佳的心理状态接受治疗。

(二)治疗中的心理护理

临床发现80%以上的患者均有不同程度的畏惧心理,主要是害怕疼痛。对精神过于紧张,年老体弱、儿童允许家属守护在旁,对于老年人应耐心细致解释治疗中可能出现的情况,由于不同的人疼痛阈值不同,不能横向比较,说伤害患者自尊心的话、而对于儿童在治疗过程中多与儿童有身体接触,给以安全感,但不要帮助儿童下治疗椅,减少其依赖性,树立自信心,不必和儿童解释牙科治疗问题,与儿童讨论一些他们所感兴趣的问题,对患者的配合给予鼓励。无家属者护士守护在旁,减轻对"钻牙"的恐惧,医护人员操作要轻,尽量减少噪声,在钻牙、开髓术中,如患者感到疼痛难忍或有疑问,嘱其先举手示意,以免发生意外,同时应密切观察患者的脉搏、血压,轻声告知治疗进程,随时提醒放松的方法,使医、护、患配合默契,顺利地实施治疗。根据患者治疗进程,告知患者下次复诊时间,在根备或根充后可能会出现疼痛反应,多数是正常反应。如果疼痛严重、伴有局部肿胀和全身反应,应及时复诊,酌情进一步治疗。

(三)治疗后的心理护理

患者治疗结束后,征求患者意见,交代注意事项,稳定患者情绪。牙髓治疗后的牙齿抗折断能力降低,易劈裂,治疗后嘱患者避免使用患牙咀嚼硬物或遵医嘱及时行全冠或桩核修复。美学修复可以改变牙齿的外观,但不会改变牙齿的抵抗疾病的能力,因此术后更要注重口腔保健的方法和效率。教给患者口腔保健知识,养成良好的口腔卫生习惯,有条件者应定期口腔检查、洁牙,防止龋病和牙周病的发生,以求从根本上解决问题。

第一节 概　　述

一、概论

牙周病是一种古老而常见的疾病,自古以来牙周病就伴随着人类存在。目前在我国有 2/3 的成年人患有牙周疾病,它是 35 岁以上人群失牙的主要原因。牙周疾病不仅会导致牙齿的松动脱落,严重者还会影响咀嚼功能,加重胃肠道的负担;再者,牙周病患牙还可能作为感染病灶,造成或加剧某些全身疾病,如亚急性细菌性心内膜炎、风湿性关节炎、类风湿性关节炎、肾小球肾炎、虹膜炎及多形红斑等,其对人类的健康危害极大。

口腔内的环境,如温度、水分、营养、氧气和酸碱度都适合于细菌的生长、发育和繁殖。牙周组织复杂的生态环境造成牙周微生物种类繁多,数量极大,寄生期长,与宿主终生相伴的特点。近20年来,随着现代微生物学、免疫学、微生态学及分子生物学等学科的发展和电子显微镜、免疫荧光、免疫组化、单克隆抗体技术的应用,对牙周疾病的病因、病理、诊断、治疗和预防都有长足的认识。

二、牙周组织结构

牙周组织是指包围牙齿并支持牙齿的软硬组织,由牙周膜、牙龈、牙骨质和牙槽骨组成(图 6-1)。牙齿依靠牙周组织牢固地附着于牙槽骨内,并承受咬合功能。

(一)牙龈

牙龈由覆盖于牙槽突和牙颈部的口腔黏膜上皮及其下方的结缔组织构成。

按解剖部位分为游离龈、附着龈和牙间乳头三部分。游离龈也称边缘龈,宽约1 mm,呈领圈状包绕牙颈部,正常呈淡红色,菲薄且紧贴牙面,表面覆以角化复层鳞状上皮,其与牙面之间形成的"V"形浅沟为龈沟,正常深度为1～2 mm,平均1.8 mm,沟底位于釉牙骨质界处。

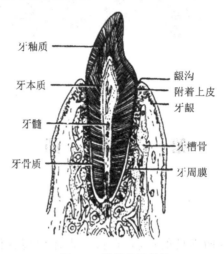

牙釉质
牙本质
牙髓
牙骨质
龈沟
附着上皮
牙龈
牙槽骨
牙周膜

图 6-1 牙周组织结构

附着龈与游离龈相连续。其复层鳞状上皮下方没有黏膜下层,故呈粉红色,坚韧而不能移动,表面有橘皮样的点状凹陷称点彩。它是由数个上皮钉突融合并向结缔组织内突起而形成的。牙间乳头呈锥形充满于相邻两牙接触区根方,其由两个乳头即唇颊侧和舌腭侧的乳头及在邻面接触区下方汇合略凹的龈谷构成。龈谷上皮无角化,无钉突。

(二)牙周膜

牙周膜亦称牙周韧带,由许多成束状的胶原纤维以及束间的结缔组织所构成。这些纤维一端埋入牙骨质内,另一端埋入牙槽骨,借此将牙齿悬吊固定于牙槽骨窝内。牙周膜宽度0.15～0.38 mm,在X线片上呈现围绕牙根的窄黑线。正常情况下牙周膜的纤维呈波纹状,使牙齿有微小的生理性动度。牙周膜内成纤维细胞具有较强的合成胶原的能力,不断形成新的主纤维和牙骨质,并实现牙槽骨的改建。牙周膜内有丰富的血管和神经,可感受痛觉、触觉并准确判断加于牙齿上的压力大小、位置和方向。

(三)牙骨质

牙骨质呈板层样被覆于牙根表面。在牙颈部的牙骨质与牙釉质交界处即釉牙骨质界有 3 种形式(图 6-2):①牙骨质与牙釉质不相连接,其间牙本质暴露,占5%~10%;②两者端口相接,占 30%;③牙骨质覆盖牙釉质,占 60%~65%。第一种情况,当发生牙龈退缩而暴露牙颈部易产生牙本质过敏。牙骨质内仅有少量细胞,无血管、神经及淋巴组织,没有生理性改建。在牙周病治疗过程中,牙周膜细胞分化出成牙骨质细胞,新牙骨质沉积于牙根表面,并将新形成的牙周膜纤维埋于其中,形成牙周新附着。

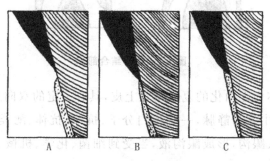

图 6-2 釉牙骨质界的 3 种形式
A.牙骨质与牙釉质不相连接;B.牙骨质与牙釉质端口相接;C.牙骨质覆盖牙釉质

(四)牙槽骨

牙槽骨即颌骨包绕牙根周围的牙槽突起部分,由容纳牙根的凹窝(牙槽窝)和其游离端的牙槽嵴顶构成。牙槽骨的代谢和改建相当活跃,其形成、吸收及形态改变均随牙齿位置和功能状态而变化。正常情况下,𬌗力使牙槽骨吸收和新生保持平衡。X 线片上构成牙槽窝内壁的固有牙槽骨呈致密白线,称为硬骨板。当牙槽骨因炎症或𬌗创伤等发生吸收时,硬骨板模糊、中断甚至消失。正畸治疗时,牙槽骨随𬌗力发生改变。在受压力侧,牙槽骨发生吸收;牵引侧有新骨生成。

(五)龈牙结合部

龈牙结合部指牙龈组织借结合上皮与牙齿表面连接,良好地封闭了软硬组织的交界处(图 6-3)。结合上皮为复层鳞状上皮,呈领圈状包绕牙颈部,位于龈沟内上皮根方,与牙面的附着由半桥粒体和基底板连接。结合上皮无角化层,无上皮钉突,上皮通透性较高,较易为机械力所穿透或撕裂。牙周探针易穿透结合上皮;深部刮治时,器械较易伤及结合上皮。结合上皮大约 5 天更新一次,表皮脱落细胞可连同入侵细菌脱落到龈沟内。如果上皮附着被手术剥离,1 周左右可重建。

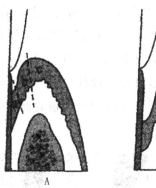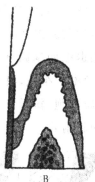

图 6-3　龈牙结合部

龈沟内上皮亦为无角化的复层鳞状上皮,具有一定的双向通透性,其下方有大量的血管丛,其中多为静脉,一些蛋白分子、抗原、抗体、酶类以及各种细胞成分经沟内上皮进入龈沟,形成龈沟液,当受到细菌、化学、机械等方面的刺激,血管丛的通透性增加,龈沟液的量增加。

三、口腔生态环境

(一)口腔及牙周生态环境

口腔内有上百种微生物,包括细菌(需氧菌、兼性厌氧菌和专性厌氧菌),还有真菌、酵母菌、支原体、原虫和病毒。唾液中细菌为 1.5×10^8 个/毫升,牙菌斑中细菌则更多,每克湿重中约为 5×10^{11} 个。从婴儿娩出后 3～4 小时始,口腔即有微生物存在,自此伴随人一生直到死亡。

寄居口腔各部位的微生物群,正常情况下,处于共生、竞争和拮抗状态,以此保持菌群间的相对平衡以及与菌群宿主之间的动态平衡。一般情况下对人体无害,不致病,这与人体其他三大菌库(皮肤,结肠和阴道)一样对维护人体尤其是口腔的健康极为有利,故称为正常菌群。口腔正常菌群的种类和数量随饮食、年龄、机体状态、卫生习惯不同而有所差异,在不同个体或是同一个体不同部位亦存在明显差异,故正常菌群是可变而相对的。

正常菌群之间及其与宿主之间的相互作用称为生态系。当生态系中微生物之间以及微生物与宿主之间处于平衡的状态,就能保持宿主健康。当正常菌群失去相互制约,或微生物和宿主失去平衡时都可以导致疾病。牙周组织特殊的解剖结构和理化性质各异,牙周袋形成有氧和无氧各种不同氧张力环境和许多特殊的微环境,并提供各种细菌生长的恒定温度(35～37 ℃)、湿度和营养底物,这为许多微生物的生长、繁殖和定居提供了适宜的环境和条件。

(二)影响牙周生态系的因素

1.唾液的作用

唾液主要由颌下腺、腮腺、舌下腺分泌,还有许多口腔黏膜小腺体的分泌。一般24小时总唾液量为0.7～1.5 L,白天活动时分泌较睡眠时为多,咀嚼时较休息时为多,唾液流量及流速因人而异。其成分为99.5%水分及0.5%固体成分。固体成分中有蛋白质、糖类、氨基酸、尿素、氨、抗体、酶类和各种无机盐类以及脱落上皮细胞、白细胞、细菌及食物残渣。唾液酸碱度范围为5.6～7.6(平均为6.8)。这相对恒定的 pH 主要通过唾液的缓冲来保持,还受饮食(尤其是食糖量)和唾液流率的影响,唾液 pH 对口腔正常菌群的构成影响甚大。唾液的缓冲作用与分泌速度有直接关系,分泌快,缓冲量大。唾液 pH 还决定于碳酸盐离子的浓度及溶解的二氧化碳的比例。口腔内各部位受进食影响,pH 会有较大幅度波动。而在牙周袋内,受干扰少,pH 变化不大,有利于嗜酸或嗜碱细菌的生存。

新鲜唾液的氧化还原电位(Eh)为$+240～+400$ MV,有利于需氧菌或兼性厌氧菌的生长。唾液pH通过氧化还原电位间接影响微生物的生长。当 pH 降低时,Eh 为正值;pH 升高时,Eh 为负值。唾液中的还原物质能使 Eh 下降,有利于厌氧菌的生长。唾液对口腔黏膜及牙齿表面有润滑和保护作用;唾液的流动机械清洗口腔,将食物残渣和口腔细菌带到消化道;维持口腔的酸、碱平衡,发挥缓冲作用;唾液含有很多抗菌成分,可有利于抗感染并参与免疫反应;对控制菌斑活动,保持口腔健康起积极作用。

2.龈沟液的作用

龈沟液为龈沟底下方结缔组织渗出的液体。正常时龈沟液分泌很少,甚至无分泌。当炎症状态时,牙龈血管扩张,通透性增高,龈沟内渗出液增多。目前多数学者认为观察龈沟液是区别正常牙龈与炎性牙龈的重要临床方法;龈沟液量和质的变化,可用作评价牙龈或牙周炎症程度的指标之一。健康龈沟液成分与血清相似。其中含有大量嗜中性白细胞、淋巴细胞及吞噬细胞,还有脱落上皮细胞和细菌、糖类、蛋白质、酶类以及代谢产物和无机盐类。这些成分在牙龈炎症时比健康时明显增多。钙和磷高出血清3倍,这对龈下牙石的形成有利。

龈沟液的保护作用:①机械清洗作用。将沟内细菌和颗粒冲洗清除。②黏附作用。龈沟上皮分泌一种血清蛋白,可以增强上皮与牙面的黏附力。③防御作用。龈沟液中含的吞噬细胞、抗体、溶菌酶,可以吞噬和破坏细菌。牙龈炎症明显时,其防御反应增强。

龈沟作为一个相对隐蔽的场所,口腔一般卫生措施(含漱、刷牙等)以及唾液冲洗作用和食物的摩擦作用均难以影响到微生物的停留和繁殖。氧化还原电势可降至-300 MV以下,富含糖、蛋白质、无机盐的龈沟液等等便利条件均为各种细菌的生长,尤其是不具备附着能力的、毒性较强的革兰阴性厌氧杆菌、活动菌和螺旋体等提供了一个极有利的生长场所。

四、病因

(一)细菌是主要致病因素

1.菌斑细菌是牙周病的始动因素

(1)1965年,Loe设计实验性龈炎,12名牙科大学生(自愿者),停止口腔卫生措施(刷牙)。第10天开始,堆积于牙面的菌斑造成牙龈充血、水肿,开始早期边缘性龈炎。直到第21天,龈炎随时间推移而明显加重;实验结束,恢复刷牙,清除牙面菌斑,龈炎渐消,口腔恢复了健康。

(2)流行病学调查亦发现,口腔卫生差者,牙周疾病发生率高于口腔卫生好者。

(3)动物实验证实,将细钢丝或线栓结在牙颈部不会引起龈炎,加用有细菌的食物饲养,可造成动物的实验性牙周炎。

(4)甲硝唑及四环素等抗生素的应用可以减轻牙周病症状。

口腔内存在有上百种微生物,依不同的生物学特性栖息在口腔内不同部位。厌氧培养技术的不断改进和完善,专性及兼性厌氧菌的检出率大大提高,厌氧菌亦是正常菌群的主要成分。龈袋和牙周袋内氧化还原电势低,其龈下菌斑以厌氧菌占优势。革兰厌氧菌感染的特性与牙周病症状相符,说明两者之间存在密切关系:①革兰阴性厌氧菌属口腔正常菌群的组成部分,其感染可为内源性感染。②当机体抵抗力下降或局部血液供应障碍以及菌群比例失调时,革兰阴性厌氧菌为条件致病菌。③呈现多种厌氧菌共同造成混合感染致病。④引起的病变多呈慢性顽固性,有复发倾向,临床上常表现为炎症、脓肿或组织坏死、分泌物有臭味等。⑤大多数菌含有作用力强的内毒素。⑥用甲硝唑等抗生素可有效控制牙周病症状。从这几个方面来看,革兰阴性厌氧菌与牙周病之间存在密切的联系。

2.细菌致病机制
细菌致病性包括以下几种。

(1)在体表被膜或结构存活或穿入体表侵入宿主。

(2)在体内繁殖。

（3）抑制宿主的防御机制。

（4）对宿主起损伤作用。

（5）引起组织和宿主的特异性反应，间接造成组织损伤。

3.牙周菌斑

牙（根）面的细菌因牙周区域不同的生态环境，其细菌的组成差异很大，故分为龈上菌斑和龈下菌斑。龈上菌斑包括牙冠各部的菌斑，如𬌗面点隙沟裂菌斑、光滑面菌斑、邻面菌斑和颈缘菌斑。龈上菌斑主要由增生的微生物和基质组成，微生物以需氧菌或兼性厌氧菌为主，如革兰阳性丝状菌和口腔链球菌、一些脱落的上皮细胞、白细胞和巨噬细胞等成分。基质含有机质和无机质两部分，有机质为糖类、蛋白质和脂类，无机成分主要有钙和磷，还有少量的镁、钾和钠，无机成分含量高与菌斑的钙化、牙石的形成关系密切。龈下菌斑是龈上菌斑的延续。紧贴牙根面的菌斑组成主要是革兰阳性丝状菌，但由于牙周袋特殊的理化环境，为大量可动菌、厌氧菌的生长提供了极为有利的条件，龈下菌斑中与牙周病关系密切的细菌包括厌氧弧菌、螺旋体、产黑色素类杆菌、伴放线杆菌、嗜二氧化碳噬纤维菌等。

通过电镜观察，牙周病患者的牙周袋内壁上皮多处溃疡，上皮下方结缔组织内有各种细菌入侵，有的细菌能达到其下方的牙槽骨和牙骨质。细菌通过自身的酶类如透明质酸酶、胶原酶、硫酸软骨素酶、蛋白酶、核酸酶等，对结缔组织产生破坏，成纤维细胞抑制因子使胶原合成减少，附着丧失。如放线共生放线杆菌的白细胞毒素、多形白细胞趋化抑制因子和淋巴因子就可以降低宿主这方面的防御功能。尤其应关注的是革兰阴性杆菌细胞壁、细胞膜或荚膜上的脂多糖内毒素、脂磷壁酸、肽聚糖、胞壁二肽等物质以及某些细菌的囊性物质，均能够直接或间接刺激破骨细胞引起骨吸收。

（二）协同因素

协同因素分为局部因素与全身因素。

1.局部因素

（1）牙石：牙石是附着于牙面上的钙化或正在钙化的以菌斑为基质的团块。牙石以牙龈边缘为界，分龈上牙石与龈下牙石。龈上牙石呈淡黄色，常发生于腮腺导管口附近的上颌后牙颊面以及舌下腺导管口的下前牙舌面。而龈下牙石附着于龈沟或牙周袋内的根面上，呈黑色，质地较硬，呈砂粒状或片状，附着很牢，不易直接观察，需用探针做检查。

牙石形成有3个基本步骤：获得性膜形成、菌斑成熟和矿物化。牙石由菌斑和软垢钙化而成,在菌斑形成 2～14 天中都可以进行钙化。菌斑钙化形成牙石,牙石提供菌斑继续积聚的核心,在牙石粗糙表面堆积有未钙化的菌斑。菌斑和牙石均可致病,因有牙石的存在及其表面菌斑的刺激,会产生机械压迫以及持续性刺激作用,加重了牙龈出血、牙槽骨吸收和牙周袋加深等情况,加速了牙周病的发展。通过电镜观察,牙石附着于牙面的方式有下列几种:①依靠牙菌斑附着;②渗入牙骨质或牙本质表层;③牙石无机盐结晶与牙结构结合。

(2)食物嵌塞:在咀嚼过程中,食物楔入相邻两牙的牙间隙内,称为食物嵌塞。由于塞入的食物机械压迫作用和细菌的代谢作用造成牙周炎症的发生,还可以引起和加重口臭、牙槽骨吸收、牙龈退缩及邻(根)面龋等。食物嵌塞原因复杂,可由牙齿松动或移位、咬合面异常磨耗造成牙尖陡峻、牙齿排列不整齐、接触点异常或是邻面不良修复体所致。

(3)不良修复体:义齿修复时桩冠及全冠边缘的不密合,牙体缺损的充填材料如复合树脂、银汞合金等形成的悬突,贴面时边缘粗糙以及不符合生理要求的义齿均有助于颈缘菌斑的堆积而加重牙周炎症。

(4)正畸治疗:矫治器的使用给口腔的清洁卫生带来一定困难,口腔内菌斑堆积增多,会产生暂时性的龈炎。

(5)牙列不齐:牙齿的错位、扭转、过长或萌出不足等,牙齿间接触不良,容易造成菌斑滞留,妨碍口腔清洁工作,牙龈及牙周组织的炎症易于产生和发展。

(6)不良习惯:开唇露齿,以口呼吸患者多见,上前牙牙龈通常较干燥,牙面的正常唾液清洁作用减少,易患肥大性龈炎。

(7)吸烟:吸烟时烟草燃烧产生的温度和积聚的产物是局部性刺激物,使牙龈角化增加;焦油沉积在牙面上形成烟斑,不仅使牙齿着黄色、褐色或黑色,并常与菌斑牙石结合,渗透到牙釉质甚至牙本质小管内。

2.全身性因素

研究证实没有一种全身因素可以引起牙周疾病,但可以有助于牙周疾病的发生和发展。

(1)糖尿病:患者易发生牙龈出血、牙周脓肿、牙齿移位等症状。这主要是由于糖尿病造成牙周组织内的小血管壁和基膜增厚,管腔闭塞,牙周组织供氧不足和代谢产物堆积,这大大降低了牙周组织对感染的抵抗力。

(2)性激素水平:青春期、月经期及妊娠期的内分泌激素水平的变化,可加重牙周组织对局部刺激因素的反应性,而导致青春期龈炎、妊娠性龈炎及妊娠瘤等改变。这是由于牙龈里含有性激素的蛋白受体,如雌激素可促使牙龈上皮过度角化、刺激骨和纤维组织的形成。孕酮可造成牙龈微血管扩张、充血、循环淤滞、渗出增加,炎症加重。

(3)血液疾病:贫血、白血病及再生障碍性贫血等疾病常伴有牙龈苍白、溃疡、肿大或自发性出血,妨碍口腔卫生,易合并感染。

(4)遗传因素:一些基因异常有家庭遗传背景的疾病如青少年牙周炎、粒性白细胞减少症、Down 综合征、掌跖角化牙周破坏综合征等,常伴有多形核细胞缺陷,加重牙周疾病进程。

(5)其他因素。①药物因素:抗癫痫病药物苯妥英钠有增强牙龈成纤维细胞合成蛋白质和胶原的能力,因此半数服药者出现牙龈增生呈球状遮掩牙冠。其他还有环孢菌素 A、硝苯地平等也有类似作用。②维生素 C 缺乏症:由于维生素 C 摄入、吸收障碍,致使牙龈出血,牙齿松动等,大量补充维生素 C 可使症状有明显缓解。

3.免疫反应与牙周病

(1)体液免疫反应:牙周损害的进展期和确立期,在病损区及其下方的结缔组织内有大量的浆细胞浸润,大多数浆细胞能产生 IgG,还可产生 IgA 和 IgE。当龈下细菌受 IgG、IgA 和 IgE 包被时,龈沟中细菌的数量和种类就会发生改变,免疫球蛋白减少了抗原的数目有利于机体的保护作用。

龈沟内存在有多种杀菌或抑菌物质,如溶菌酶、补体、乳铁蛋白等。补体活化产生大量生物活性物质,后者能增强白细胞的吞噬功能,促进溶菌酶的释放。在牙周病的慢性病程中,激活的补体参与抗原-抗体复合物的形成,使肥大细胞脱颗粒引起组胺释放,增强吞噬细胞活性导致溶菌酶释放和骨吸收。细菌刺激的多克隆活化 B 细胞能产生自身抗体以及白细胞介素-1,后者在牙槽骨的破坏方面起重要作用。

(2)细胞免疫反应:牙周袋内龈下菌斑中的抗原物质与组织中的淋巴细胞接触时,后者会合成和分泌大量的淋巴因子,淋巴因子能刺激吞噬细胞增强吞噬活性和抗菌活性,促进中性粒细胞的趋化性,抑制病毒的复制。因此,细胞免疫是牙周组织抗感染的关键防线。

大量研究表明,牙周炎症的早期,组织中渗出的细胞以 T 淋巴细胞为主,并可发现大量的迟发性超敏反应物质。活化的淋巴细胞、分泌的淋巴因子以及细胞毒反应强弱程度与牙周炎症的严重程度有密切关系。淋巴因子如巨噬细胞趋化因子、巨噬细胞移动抑制因子、巨噬细胞活化因子、破骨细胞活化因子、干扰素和淋巴毒素。这些因子具有放大效应,使吞噬细胞过度释放蛋白溶解酶、胶原酶、溶菌酶和前列腺素加重牙周病变,而破骨细胞活化因子直接造成骨吸收和脱钙等骨破坏。

4.中医学对牙周病的认识

中医学称牙龈为齿龈、牙肉,称牙槽骨组织为牙车或牙床。牙周病实为外感六淫,内伤七情所致。风、寒、暑、湿、燥、火等邪,以及饮食不节,嗜食辛辣煎炒,饮酒无度伤及脾胃。胃热挟邪化火上蒸于口,引起齿龈痛疮等证。七情伤内,脏腑功能失调,与肾气衰弱有密切关系。久病耗损,劳倦过度,生育过多,崩中漏下,先天不足,均致肾气虚损。"肾主骨,齿为骨之余","肾虚而牙病,肾衰则齿豁。"

对牙周疾病的描述包括牙宣,牙龈宣露,牙漏,齿漏,脓漏齿,牙疳,龈龂血,髓溢,齿豁,风齿,火牙,齿挺,风热龈肿痛,齿根露,齿根欲脱,风冷痛,瘀血痛,溃槽,牙槽风,牙漏吹,暴骨搜牙等。

(1)牙龂(亦名:龈烂、溃槽、齿龂):牙齿清理无方,垢积附齿,三焦之热,蕴于齿龈;手阳明经及足少阴三经行之,阳明与冲、任两脉相连附,多气多血,胃肠热邪循经上行,激血外出成龂,多属热实证。宜去垢敷药含漱。

(2)牙痛(亦名:牙疔):胃肠运化失调,太阳经湿热,胃经火毒,毒盛成疮。

(3)牙宣(亦名:齿豁、齿漏、牙龈宣露):气血不足,揩理无方,肾气虚弱,骨髓里损,风邪袭弱,骨寒血弱,龈肉缩落,渐至宣露。

(4)齿漏:初则肿痛,久呈黄泡,破溃出脓。多因心烦操劳,烟酒过度所致,时出秽脓,串至左右齿根。

五、症状体征

(一)牙龈炎症

炎症时牙龈色泽呈鲜红或暗红色,牙龈肿胀使龈缘变厚,牙间乳头圆钝,与牙面分离。组织水肿使点彩消失,表面光亮,质地松软脆弱,缺乏弹性。如是增生性炎症,上皮增殖变厚,胶原纤维增殖,牙龈变得坚硬肥厚。健康牙龈的牙龈沟深度不超过 2 mm。当患炎症时,因牙龈肿胀或增生,龈沟加深。如果上皮附着水平没有明显改变,称为龈袋。当牙周袋形成时,袋底结合上皮向根方增殖,上皮附着水平丧失。

(二)牙龈出血

牙龈出血是患者最常见的主诉症状,多在刷牙或咬硬食物时发生,严重时可有自发性出血。牙龈出血可视为牙周疾病的早期症状,探诊后出血,对判断牙周炎症的活动性极具意义。而当牙龈组织纤维增生改变时,牙龈坚实极少出血。

(三)口腔异味或口臭

牙周疾病患者常出现口腔气味异常,患者自觉口内有血腥味,严重者可从患者呼出的气味中闻到。造成口臭的原因最常见的是牙周菌斑的代谢产物和滞留的食物残渣,尤其是挥发性食物。其他由鼻道、副鼻窦、扁桃体、肺及消化道疾病也会伴有特殊的口臭。

(四)牙周袋形成

牙周袋的形成是牙周病一大特征性改变。牙龈因炎症刺激沟内上皮肿胀、溃疡,沟底结合上皮不规则向根方剥离,结缔组织水肿,慢性炎症细胞浸润,大量增生的毛细血管扩张充血。牙根面暴露于牙周袋内,有牙石、菌斑覆盖。牙周袋内牙骨质因菌斑细菌产酸及酶等化学物质的作用而发生脱矿和软化,易发生根面龋。更有甚之,细菌及内毒素可通过牙骨质深达其下方的牙本质小管,这些改变均加重牙周组织从牙根面上剥离而成深牙周袋。袋内菌斑、软垢、食物碎屑等毒性较大的内容物刺激加重了牙周组织炎症。

牙齿各根面牙周袋的深度不一,通常邻面牙周袋最深,该处最易堆积菌斑,最早受到炎症的侵袭。因此,探查牙周袋就按牙齿颊(唇)、舌(腭)侧之远、中、近三点做测量记录。牙周检查时,应采用带刻度的牙周探针,支点稳,力量适宜(20~25 g)压力,即将探针轻轻插入指甲沟而不致疼痛的力量,方向不偏,与牙齿长轴方向一致,这样才能准确反映牙周袋的真实情况。

(五)牙槽骨吸收

牙槽骨吸收是牙周病另一大特征性改变。牙槽骨是人体骨骼系统中代谢和改建最活跃的部分。在生理情况下,牙槽骨的吸收与再生是平衡的,故骨高度保持不变。当牙龈组织中的炎症向深部牙周组织扩展到牙槽骨附近,骨表面和骨髓腔内分化出破骨细胞和吞噬细胞,牙槽骨呈现水平状吸收;距炎症较远处,又有骨的修复性再生,新骨的形成可减缓牙槽骨的丧失速度。后者是牙周治疗的骨质修复的生物学基础。耠创伤是牙槽骨吸收的又一原因。由于牙周支持组织的病变,耠创伤时常发生。牙齿的压力侧牙槽骨发生明显垂直吸收。牙槽骨吸收可以用 X 线片来显示。早期牙槽骨吸收,X 线片上可表现为牙槽嵴顶的硬骨板消失或模糊,嵴顶的吸收使牙槽间隔由尖变平甚至呈火山状的凹陷,随之是牙槽骨高度降低。正常情况下,牙槽骨嵴顶到釉牙骨质界的距离为 $1\sim2$ mm,若超过 2 mm 可认为是牙槽骨发生吸收。X 线片仅能反映牙齿近、远中的骨质破坏情况,而颊、舌侧骨板与牙齿重叠而无法清晰显示。牙槽骨吸收的程度一般分

3 度。①Ⅰ°吸收:牙槽骨吸收高度≤根长 1/3。②Ⅱ°吸收:牙槽骨吸收高度＞根长 1/3,但＜根长 2/3。③Ⅲ°吸收:牙槽骨吸收高度＞根长 2/3。

(六)牙齿松动、移位

正常情况下,牙齿有水平方向的轻微动度。引起牙齿松动移位的主要原因:①牙周组织炎症,尤其是牙槽骨吸收到一定程度(＞根长 1/2),冠根比例失调者;②殆创伤:牙齿松动还可出现于妊娠期及牙周手术时,一经控制,松动度可下降,松动度可视其程度,依方向记录 3 级。①一级:仅有颊(唇)舌(腭)侧向动度,其范围≤1 mm。②二级:除有颊(唇)舌(腭)侧向动度,亦有水平方向动度,其范围≤2 mm。③三级:水平向动度＞2 mm 或出现垂直向松动。

牙周疾病常常无明显疼痛等自觉症状,而一个或多个牙齿移位是促使患者就诊的主要原因。牙周病患者的患牙长期受炎症侵扰,牙槽骨吸收,支持组织减少,发生继发性殆创伤。全口牙齿向中线方向移位,造成开唇露齿;牙周病晚期牙齿可向任何方向移位,以缓解继发性殆创伤。

(七)牙龈退缩

牙龈退缩和牙根暴露是牙周疾病常有的表现。炎症和殆创伤使牙槽骨慢慢吸收,牙齿支持组织不断降低,牙周组织附着丧失,牙龈明显退缩,牙根暴露。此时为如实反映牙周组织破坏的严重程度,附着丧失应是龈缘到釉牙骨质界的距离与牙周袋深度之和。

六、预后和治疗计划

(一)预后

预后是预测牙周组织对治疗的反映情况,对治疗效果有一个前瞻性认识。牙周病的致病因素和治疗手段是复杂多样的,必须根据患者的情况选择最适宜的治疗方案,以期得到最佳的治疗效果。因此,判断预后应着重考虑以下几个方面。

1.牙周组织病变程度

(1)牙槽骨破坏情况:依 X 线片判断牙槽骨的吸收破坏情况。丧失的骨量越多,预后越差;骨吸收不足根长 1/3,预后不佳。

(2)附着水平和牙周袋深度:附着丧失发生在多侧较单侧严重;垂直型骨吸收较水平型骨吸收预后差。附着丧失近根尖,牙周袋深度＞7 mm 预后最差。多根牙病变波及根分叉较单根病变预后差。

（3）牙齿松动情况：如果松动度因炎症和殆创伤引起，预后较好；如果松动度由于牙槽骨降低所致，预后较差。

2.年龄与健康情况

一般身体健康状态良好的年轻人对疾病的抵抗力及恢复力较强，预后较好。如果特殊类型牙周炎存在免疫缺陷及糖尿病、白血病、Down综合征、粒细胞减少症等患者牙周治疗预后较差。

3.病因控制

控制菌斑工作需要患者的配合。事先应与患者讲清疾病特点、治疗方法以及保持口腔卫生清洁的意义和具体做法，这对良好的预后和疗效维持至关重要。

4.余留牙情况

余留牙分布不均匀、数量少、不能负担义齿修复的咬合力等预后不好；牙齿形态小、冠根比例异常、排列错位、咬合不正常等预后较差。

(二)治疗计划

牙周病治疗目的：①控制病因。②恢复功能，创造一个健康的牙周环境和外观功能均佳的牙列。完整牙周病的治疗是一个以年为单位较漫长的治疗过程。因此，治疗前应设计一个方案，并向患者进行全面解释，方可开始实施。

1.向患者解释

开始治疗前，应向患者将其牙周病病情、程度、病因以及治疗计划全部讲清，可根据患者的年龄、时间、经济能力等方面提供若干个治疗方案供其选择。

2.治疗前拔牙

牙槽骨吸收至根尖1/3应拔除；因牙周病造成牙槽骨吸收大于根长1/2并伴严重倾斜移位造成修复困难应拔除。

3.基础治疗

（1）自我菌斑控制：培养和训练正确刷牙方法，使用牙线与牙签，保持口腔清洁，消除食物及菌斑堆积对牙周组织的不良影响。

（2）除牙石及菌斑：采用器械龈上洁治术或龈下刮治术去除牙(根)面上沉积的菌斑及牙石，彻底除去吸收细菌毒素的牙骨质表层组织，并用化学方法处理根面，以降解根面毒素，创造适宜的牙周软硬组织环境以利于牙周组织的重建。

（3）咬合调整：消除咬合创伤，重建殆平衡对于牙周组织的修复、重建和功能的改善是至关重要的。调殆应在炎症控制后及手术前进行。

（4）炎症控制：牙周疾病伴发牙周脓肿或逆行牙髓感染，才会出现明显牙痛。配合抗菌药物的使用，进行牙周-牙髓联合病变的处理方可缓解炎症或疼痛。

牙周骨外科手术应视患者牙周疾病严重程度、年龄、机体状态而定,时间应在基础治疗阶段完成2周后进行。目的在于彻底消除牙周袋、纠正牙龈形态的异常和治疗牙槽骨的缺损。术后2个月即可进行永久性修复牙列工作。

4.修复重建

此期已进入牙周病稳定控制时期。可用强身健体、补肾固齿药物以增强宿主的免疫功能,巩固疗效。再就是进行牙周病的正畸治疗、永久性夹板、缺失牙修复以及食物嵌塞矫治等治疗。

5.疗效维持

每3个月至半年复查1次,检查口腔卫生情况,指导口腔保健措施,并进行必要的洁治和刮治工作。两年拍1次全口牙片,对患者的牙周情况进行再评价。需要强调的是疗效维持工作绝大部分取决于患者对牙周疾病的认识程度以及自我口腔卫生保健意识的建立与重视,并积极配合治疗,采取有效措施控制菌斑的形成,这样才能取得事半功倍的效果。而这一点恰恰是医务人员所不能取而代之的。如果口腔卫生差,菌斑堆积严重,会使牙周病情加重而前功尽弃。

七、疗效保持与监护

牙周病患者经系统治疗稳定后的疗效保持与维护至关重要,这需要医患双方的共同重视和努力。有资料表明,牙周病治疗后疏于牙周保健的患者失牙率是坚持牙周疗效维护者的3倍。牙周系统治疗后第一年为是否复发的关键阶段。

(一)牙周病的复发

牙周病的治疗是复杂而长期的,而其疗效却未必尽如人意。病变是随时可能再发生的,这与多种因素有关:①治疗不当或不充分,未能消除全部潜在的适于菌斑滞留的因素。常见的原因是对牙石的清除不彻底,尤其是龈下牙石的滞留,牙周袋未彻底消除。②牙周治疗完成后,牙齿修复体设计不良,制作不当,造成进一步牙周损伤。③患者放松了牙周护理或未能定期复查,使牙周病损再度出现。④系统性疾病降低了机体对细菌的抵抗力。

复发可从以下几方面加以判断:①牙龈呈炎症改变及探查龈沟时出血。②龈沟加深导致牙周袋的复发和形成。③由X线检查发现骨吸收逐渐加大。④牙齿松动度增加。

(二)疗效维护程序

随访间隔为2~3个月,复查目前的牙周健康状况,进行必要的牙周治疗,并对今后的疗效维护提出指导意见。

询问近期有何与牙周健康相关的症状。逐一检查牙龈组织,龈沟深度或牙周袋情况及其脓性分泌物、牙齿移动度、根分叉病变以及 X 线片复查牙槽骨高度。菌斑染色以确定滞留区位置及口腔卫生措施有效与否。有条件的可利用暗视野显微镜以及厌氧培养技术查找牙周病致病菌数量及比例,以确定病变是否处于活动期。

(三)维护措施

1.自我口腔卫生保健

有针对性的口腔卫生指导,控制菌斑,对非自洁区(即滞留区)彻底的清洁极为重要,并结合牙龈按摩及叩齿等措施保持牙周组织的健康。

2.根面平整

对病情有反复的牙周区段或牙位要进行龈下刮治及根面平整手术,以控制病情的发展。

3.抛光与脱敏

牙面经抛光,菌斑及牙石难以沉积。疾病及术后暴露的牙根呈现过敏表现,应用氟化物进行脱敏治疗。

牙周疾病经过系统的临床治疗后并不意味大功告成,治愈的效果并非一成不变,医患双方均应充分以动态的眼光看待疗效,随时间的推移,其疗效可呈双向发展。这就要求医患之间密切配合共同促进牙周组织健康的保持和维护,才可获得稳定的疗效。

第二节　牙周病治疗操作要点

一、龈上洁治

龈上洁治是牙周疾病的一项最基本的治疗技术,在进行这项治疗之前务必要对患者进行问诊、检查和诊断,并制定治疗计划,根据治疗计划的需要进行牙周龈上洁治治疗。术前一定要询问有无血液病史、肝炎等传染病史及其他全身情况,必要时进行化验检查,以确定是否适于洁治治疗和适宜用什么方法洁治。

(一)操作要点

用超声洁牙机或手用洁治器除去龈上牙石、菌斑,并在洁治后进行抛光处理,清除残留在牙面上的色素等细小的不洁物并抛光牙面,使牙面光洁,菌斑牙石不易再堆积。

1.超声洁治的操作要点

(1)让患者用3%过氧化氢或0.12%氯己定液漱口1分钟,然后用清水漱口,可减少超声治疗喷雾中的微生物。

(2)调整体位:患者的上身向后仰靠,头仰靠在治疗椅头托上,患者口腔和牙齿的高低约在医师的肘部水平,让患者的下颌后缩,尽量使下颌牙的船平面与地面平行,利于医师操作,且有利于治疗中超声洁治器喷出的水存于口腔前部口底处,可及时被吸唾器吸走。医师坐于医师座椅,背部保持直立,可位于患者的右前方、右后方、正后方或左后方,根据所洁治牙的部位和牙面的不同,可移动至适宜的位置,直视或用口镜观察治疗部位。

(3)安装超声洁牙机的龈上洁治工作头并检查超声洁牙机的工作状态。如使用的是压电陶瓷式洁牙机,可直接安装经高压灭菌的手机及工作头;如使用的是磁伸缩式洁牙机,安装工作头时要先踩动开关,使手柄内充满水,再松开开关,插入高压灭菌的工作头,安装到位。然后再踩动开关,检查手机工作头的振动和喷水状况,在喷水呈雾状时才可工作。并在洁治之前踩踏开关,喷水1分钟。

(4)调节功率和水量:功率的大小应根据牙石的厚薄而定,到能将牙石清除即可。如功率过高,会对牙面有影响,在扫描电镜下可观察到刻痕,患者也会感到不适;水量应调节到在工作头的顶端产生薄雾,且吸唾器能将口内的水吸走为宜。

(5)器械的握持和支点:用握笔或改良握笔法轻持器械,用手指轻巧地支在口内或口外。

(6)清除牙石动作:将工作头的前端侧缘与牙面平行或小于15°角,轻轻接触牙石,不断地移动工作头,通过工作头的超声振动将牙石击碎并从牙面上震落。操作时工作头的动作要短而轻,并保持不停地移动,可采用垂直、水平、或斜向重叠的动作,遇大块且坚硬的牙石时,可将工作头放在牙石的边缘处移动,使牙石与牙面分离,也可采用分割法,将大块牙石先分割成多个小块,再逐一击碎、击落。

禁止将工作尖垂直放于牙面,禁止将工作头的顶端停留在一点上振动,因这样会损伤牙面,并且不可施加过大压力。工作时保持喷水,如无喷水,应停止工作,检查原因。

(7)及时吸走超声洁牙机喷出的水、唾液及少量牙龈出血的混合物,必要时请患者漱口,将松脱在口腔内的牙石漱去。

(8)按一定顺序去除全口牙的牙石,避免遗漏。超声洁治后,要用探针仔细地检查有无遗漏的牙石,如果遗留一些细小的牙石和邻面的牙石,要用手用器械将其清除干净。如牙龈有损伤和渗血,应进行相应的处理。

(9)在完成操作后,用3%过氧化氢液冲洗或擦洗创面,从而清除散落在局部(龈沟等处)的牙石残渣,并起到止血作用,然后请患者漱口。

(10)在超声洁治完成后,应继续踩踏开关,使器械继续喷水1分钟,然后取下工作手机进行消毒、灭菌处理,并对不能取下部分的手柄及连线进行消毒处理。

2.手工龈上洁治的操作要点

(1)选择适宜的洁治器:前牙可选用直角形、弯镰刀形、大镰刀形洁治器;后牙常选用一对牛角形(也称弯镰刀形)洁治器,也可选用大镰刀形洁治器。

(2)洁治器的握持:改良握笔法握持。将洁治器的颈部紧贴中指腹,示指弯曲位于中指上方,握持器械柄部,拇指腹紧贴柄的另一侧,并位于中指和示指指端之间约1/2处,拇指、示指、中指三指构成一个三角形力点,有利于稳固地握持器械,并能灵活转动器械的角度。

(3)支点:洁治时一定要有支点,而且支点要稳固。以中指与无名指贴紧一起共同作支点,或以中指作支点。将指腹支放在邻近牙齿上,支点位置应尽量靠近被洁治的牙齿,并随洁治部位的变动而移动。

除上述支点外,口内支点还可采用同颌对侧支点、对颌牙支点、指-指支点。指-指支点是将左手的示指或拇指支靠在下颌牙齿上,右手中指和无名指再以此为支靠点,进行上颌牙的洁治。还可采用口外支点,此时,应尽量采用多个手指的指腹或指背靠在面部,以增加稳定性。

(4)洁治器械的放置和角度:将洁治器尖端1~2 mm的工作刃紧贴牙面,放入牙石的根方,洁治器面与牙面角度应在45°~90°,以70°~80°为宜。注意紧贴牙面的是工作刃的尖端,而不是工作刃的中部,这样才能避免损伤牙龈。

(5)清除牙石的用力动作:握紧器械,向牙面施加侧向压力,再通过前臂和腕部的上下移动或转动发力,力通过手部以支点为中心的转动而传至器械,从而将牙石整体向冠方或颊、舌侧清除。避免层层刮削牙石。

用力的方向一般是向冠方,也可以是斜向或水平方向。

用力方式主要是前臂-腕部转动发力。对于轴角处或窄的唇舌面颈部的细小牙石,需要准确控制的精细动作时,可偶尔使用指力,必要时可辅助使用推力。但单纯用指力来拉动工作刃,易使指部肌肉疲劳,不能持久。

(6)器械的移动：完成一次洁治动作后,器械要移至下一个洁治部位,当洁治工作从颊(或舌)面移向邻面时,应靠拇指推或拉的动作来转动洁治器柄,使工作端的尖端始终接触牙面,避免刺伤牙龈。

(7)治疗顺序：将全口牙分为上、下颌的前牙及后牙左、右侧 6 个区段,有计划地按一定顺序逐区进行洁治,避免频繁地更换器械和移动体位,避免遗漏牙石。

(8)洁治时要随时拭去或吸去过多的唾液及血液,使视野清楚。

(9)与超声洁治完成后一样,用 3％过氧化氢液冲洗或擦洗创面,并请患者漱口。

3.抛光的操作要点

(1)抛光器械的安装：一般选用橡皮抛光杯,将抛光杯安装在低速弯机头手机上。也可选用抛光刷,但抛光刷的刷毛一般较硬,因此只限用于牙冠,以免损伤牙骨质和牙龈。

(2)蘸抛光糊剂或抛光膏等抛光剂放在牙面上,略加压力于牙面上,踩动开关使抛光杯低速旋转,从而抛光牙面。旋转的抛光杯要到达各个牙面,每一处都略有停留,并且应轻加压使橡皮杯的边缘稍进入龈缘下方一些,从而使龈缘处的牙面也变得光洁。注意转速不要太快,抛光剂应始终保持湿润,以减少旋转摩擦时的产热。

(3)按一定顺序将全口牙的牙面抛光。

(4)全口牙面抛光完成后,用 3％过氧化氢液冲洗或擦洗,然后用清水漱口,将残留的抛光膏及碎屑彻底清除干净。

(二)容易出现的问题

(1)医师的体位不佳：医师治疗中为了看清治疗部位常弯腰、扭腰、扭头等,而不会使用口镜观察,医师的体位不规范,也易导致医师腰部及颈部劳累。

(2)由于观察治疗部位的方法掌握不好,看不清治疗部位,治疗后又没有仔细检查,造成牙石遗漏,或造成牙龈受损。

(3)超声洁治前常未按规范要求让患者用 3％过氧化氢液或 0.12％氯己定液含漱,不配戴防护镜或防护面罩,不注意防护喷雾对周围环境及医务人员的污染。

(4)超声洁治前检查时无喷雾,或工作中喷雾消失。这种现象的出现常是由于工作头无震动或无喷水,此时应停下洁治,查找原因。

(5)超声洁治过程中手柄变热、发烫。原因可能是安装工作手柄时没有先使管路及手柄中的水充满后再装,水路中存在空气,水不能充分起到冷却作用;或者可能是水量调得过小,冷却不充分。

(6)患者在超声洁治时出现呛水或吞水。

(7)超声洁治时患者感觉疼痛或敏感。主要原因可能有超声洁治的功率过高,操作时动作不精准或幅度过大而损伤软硬组织,尤其牙龈炎症较重时,不必要的反复碰触炎症牙龈会导致疼痛。

(8)手工洁治时感到支点无处支放、支点不稳易滑脱,或牙石下不来、洁治后牙面留有薄层牙石,不易被清除,这些都是手工洁治时临床上容易出现的问题。

(9)洁治中对牙龈造成损伤也是临床洁治时常出现的问题。造成的原因主要是操作中洁治器的尖端离开牙面刺伤牙龈;支点不稳,器械滑脱,造成牙龈损伤或对侧软组织损伤。

(10)治后出血和洁治后敏感也是常见的问题。

(11)洁治后治疗效果不佳,牙龈出血症状无改善,或牙面上仍有牙石,尤其是牙颈部和邻面牙石。复诊时应检查上次洁治部位,若因牙龈红肿减轻而使原位于龈下牙石又显露出来,应再行洁治,将这些牙石彻底清除干净。

(12)洁治后牙面更易形成色素和牙石。

(三)防范或解决问题的措施

(1)对交叉感染的预防和控制:①有传染性的患者如结核、乙肝抗原阳性、HIV 感染等禁用超声洁牙机,因为它所产生带菌的喷雾会污染操作区及周围的环境;②超声洁治前让患者用 3%过氧化氢液或 0.12%氯己定液含漱 1 分钟,以减少喷雾中的细菌数量;③医护人员要做好防护措施:戴防护镜、口罩和手套,尽量使用强力吸引器,以减少气雾污染;④在相关的操作台面等表面铺上隔离巾或在治疗后进行适当的表面消毒等;⑤在使用超声器械之前,踩动开关,冲洗手柄和管路 2 分钟,以减少管路内的微生物量。

(2)注意有全身疾病。患者是否为超声洁治的适应证:①戴心脏起搏器的患者,如起搏器不具有屏蔽功能,则禁用超声洁牙机,以避免因干扰起搏器的工作而造成患者心律失常等症状。②有呼吸系统疾病的患者不应使用超声洁牙机,如呼吸抑制的患者和患慢性肺病的患者等,超声治疗中的喷水、喷雾会给这些患者带来危险。③有血液病的患者应在血液科治疗控制,在允许的情况下才能治疗。

(3)超声洁治前检查超声器械的工作状态和治疗中及时发现异常状况洁治前检查工作头震动和喷雾情况,如无喷雾或工作过程中喷雾消失,表示工作头无震动或无水,应停止洁治,查找原因并作相应的处理。如超声洁治过程中手柄变热、发烫,应察看水量是否充足,调大水量,或重新正确安装工作手机,一定等手柄中的水充满后再装入,以保证排出水路中存在的空气。如果不能解决,则应请工程师检查是否为机械故障。

(4)注意医师和患者的体位:医师应保持背部挺直,治疗不同区域时,可适当调整位置,还可让患者的头部略偏向左或右侧,一方面利于医师观察和操作,另一方面利于超声治疗过程中喷出的水流向口腔的左侧或右侧,被及时吸走,从而避免水流向后方咽喉部,避免呛水或吞入。对于易呛水的患者,有时超声洁治难以进行,而采用这种措施,同时教会患者用鼻腔呼吸,则可顺利治疗。

(5)在治疗中除对一些部位直接观察外,学会使用口镜观察各个洁治部位非常重要,可避免扭腰、扭头等不良体姿,而且能仔细观察到龈缘、邻面等细微处的牙石。在洁治过程中,如口镜镜面有水雾影响观察时,用水冲洗一下镜面后即可清除水雾,清晰观察。洁治后用口镜观察,因观察仔细,也可及时发现遗漏的牙石,以便进一步地清除。手工治疗过程中应及时让患者漱口,使视野清晰。

(6)对于超声洁治时感觉疼痛或敏感的患者,应注意调低功率,并在操作时保证支点稳固,动作精确,避免伸入龈下过深部位,避免伤及牙龈。

(7)对于手工洁治时产生不适的患者,一定要注意使洁治器的尖端始终贴着牙面,尤其是由颊、舌侧转入邻面时,要转动器械柄,使器械尖端不离开牙面,避免刺伤牙龈。并注意支点是中指或中指与无名指紧贴在一起稳固支靠在邻近牙上,不要单以无名指作支点;只有支点稳固,才能避免操作中的意外滑脱,避免损伤牙龈而带来的不适和疼痛。

(8)为了提高洁治效率,要正确合理地调节超声洁治的功率,掌握正确的超声洁治不断移动的操作动度,或掌握手工洁治的稳固支点和爆发力的用力方式,整块去除牙石,可提高除石效率。

(9)对于牙龈水肿明显的病例,在洁治后牙龈红肿会有所减轻,原来位于龈下的部分牙石会显露出来,对这样的病例应进行再次洁治,将暴露出来的牙石彻底清除干净。

(10)洁治后一定要用3%过氧化氢液清洗或擦洗,将残留在龈缘或龈沟内的牙石残屑和血凝块或龈缘处的肉芽清除,以避免洁治后出血,并仔细检查;不要遗漏未洁治干净并有锐缘和粗糙面的牙石,避免洁治后出血。

(11)洁治后要抛光牙面,清除残留的肉眼不易察觉的细小的牙石和色素,避免治疗后牙面上再次快速形成色素和牙石。

（12）对于种植体、金属或瓷修复体处的洁治，应避免使用金属超声器械工作头，而采用塑料工作头、碳纤维头或钛制的超声工作头，可避免对种植体的损伤。

二、龈下刮治和根面平整

龈下刮治和根面平整是牙周治疗中的一项基础且至关重要的治疗技术。操作中要将器械深入牙周袋中，靠触觉来发现并除去龈下牙石，一方面要除净牙石，避免遗漏；另一方面又要避免造成牙龈组织的损伤。因此，也是一项较难掌握的技术。一般是在牙周洁治清除龈上牙石之后进行。治疗前务必要进行包括牙周探诊在内的详细的牙周检查，根据治疗计划进行牙周刮治和根面平整治疗。

（一）操作要点

可根据疾病的严重程度和操作者的技能，决定每次进行龈下刮治和根面平整的牙齿数目。一般来说，对中、重度牙周炎患者每次治疗1个象限为好。

在龈下刮治和根面平整治疗前要对治疗部位进行详细的检查，了解牙周袋深度、位置和形状，了解根分叉或根面凹陷等根面的解剖和外形，探查龈下牙石的量及所在部位。如果治疗部位有深牙周袋，在刮治前应进行局部麻醉（浸润麻醉或传导阻滞麻醉）。

1.超声龈下刮治操作要点

（1）让患者用3％过氧化氢液或0.12％氯己定液含漱1分钟，然后用清水漱口。

（2）调整体位：同超声洁治。

（3）超声工作头的选取、安装及工作状态的检查：选取专门用于龈下超声刮治的工作头；这类工作头的特点是细而长，形状有细线形，也有左右成对有一定弯曲度的工作头。安装及工作状态的检查与超声洁治相同。

（4）功率的设定：龈下超声刮治的功率应设定在低、中档水平，既可清除龈下牙石又可避免损伤根面结构。另外，功率影响工作尖的振动幅度，大功率会形成明显的喷雾，使得到达牙周袋内工作尖处的液量减少，冷却作用降低，可能造成不必要的根面组织被过多去除。

（5）水量的调节：调节水量，使水流保持在14～23 mL/min，工作尖周围的组织可保持在生理温度范围，防止工作尖过热而损害牙周组织。

（6）器械的握持及支点：用改良握笔式握持器械，以获得最大的稳定性，可采用口内支点，也可采用口外支点。

（7）放置工作头的方向及压力：龈下刮治时，工作头要与根面平行，工作头的侧面与根面接触,略施侧向压力,但压力要小,不超过 1 N。如果用力太大,反而不利于超声工作端的振荡,而导致效率降低。

(8)龈下超声刮治的动作及方向:稳固握持工作头进入牙周袋内,以工作端的侧面接触根面,进行系列的快速、有重叠的水平迂回动作,从牙周袋的冠方逐渐移向根方,直至到达牙周袋底部位。通过工作端的震动、空穴作用等将牙石、菌斑等从根面清除。工作端应到达近、远中及颊、舌面各个面牙周袋内的根面,以便彻底清除全部根面上的牙石、菌斑和毒素。

工作端要随着根面的变化而调整,始终保持与根面的接触,避免工作端尖端翘起而离开牙面。工作头不要在一处停留时间过长或用工作头尖端指向牙面,否则会在牙面形成凿孔和使根面粗糙,或使牙齿过热。

(9)超声刮治过程中,应随时用探针检查根面,以评价清洁的彻底性。超声刮治后,一般还要用手用器械进行根面平整,并将袋内的肉芽组织刮除。

(10)全部完成后,用 3%过氧化氢液伸入龈缘下冲洗,将残余在袋内的牙石碎片、肉芽组织彻底清除。

超声龈下刮治的优点是省力、省时、具有冲洗作用,能产生空穴作用,去除的根面结构较少,易于进入根分叉区;但缺点是操作时手感不如手工刮治敏感,且具有喷雾污染。

2.手工刮治和根面平整的操作要点

(1)体位调整:同洁治术。

(2)器械的选择:根据所刮治牙位区域的不同,正确地选择刮治器械。前牙选用 5/6 号 Gracey 刮治器;后牙选用 Gracey 刮治器的 11/12 号、13/14 号和 7/8 号,近中部位选用 11/12 号,远中部位选用 13/14 号,颊侧和舌(腭)侧选用 7/8 号。治疗前还应注意检查器械的锐利度,如果刃缘变钝,会影响治疗效率和效果,应对器械进行磨锐。

(3)器械的握持:操作时,用改良执笔法握持刮治器。

(4)支点:刮治和根面平整操作中,建立稳固的支点极为重要。因为口内支点最稳固,所以常采用的是口内支点,支放的位置尽量靠近被治疗牙。以中指与无名指紧贴在一起作支点,或单用中指作支点,指腹稳固地支放在邻近牙上。

(5)刮治器放入牙周袋的角度及工作时的角度:刮治器放入牙周袋时的角度应为 0°,也就是使刮治器工作面与根面平行,缓缓放入袋内。将刮治器的工作端放至袋内牙石的根方基底部,之后改变刮治器角度,使刮治器进入适当的"切割"位置,将刮治器的工作面与牙根面形成 70°左右的角度,这是最佳的操作角度。

如使用的是 Gracey 刮治器,且器械选择正确的话,只要使刮治器紧接工作端的颈部与所治疗牙的牙长轴平行,刮治器的工作面即可与根面形成 70°左右的最佳工作角度。

(6)操作中的用力方式:向根面施加侧向压力,使刮治器的工作刃紧贴牙面,借助前臂-腕的转动而发力,产生刮治器工作端向冠方的运动,将牙石整体刮除,避免层层刮削牙石。可偶尔运用指力,在个别需要十分精细动作的部位使用;但不可都使用指力,因为单使用指力,很快手部就会疲劳,从而影响刮治的质量,并降低效率。

(7)刮治的幅度:每个刮治动作的幅度要控制在小范围,在牙周袋内由袋底刮向冠方,工作端不要超出龈缘,即不要出牙周袋。

(8)操作中的用力方向:一般是从根方向冠方垂直方向用力,在牙周袋较宽时,也可适当斜向或水平方向运动。

(9)连续性:每一动作的刮除范围要与前次有部分重叠,连续不间断,并有一定次序,避免遗漏。

(10)根面平整:刮除牙石后,采用同样的操作要领,将刮治器的工作端放至袋底,从袋底刮向冠方,每次刮治动作与前次重叠,连续不间断,并控制好力量,继续刮除暴露于牙周袋内的所有根面上的腐败软化的牙骨质表层,将根面平整,直到根面光滑坚硬为止。要有一定次序,不要遗漏。但也应注意不要过多刮除根面结构,以免治疗之后敏感。

(11)刮治和根面平整完成后的检查:用尖探针或牙周探针探查根面,检查有无残留龈下牙石,根面是否光滑坚硬。

(12)袋内肉芽的清除:在刮除龈下牙石和根面平整的同时,工作端另一侧刃会将袋内壁炎症肉芽组织及残存的袋内上皮刮掉,不必用专门的刮治动作去刮肉芽组织,刮治完成后将残留在袋口处的肉芽组织清除掉即可。

(13)全部完成后,将冲洗器伸入牙周袋内,用 3‰过氧化氢液冲洗,并用过氧化氢棉球擦洗,将残余在袋内的牙石碎片、肉芽组织彻底清除。之后请患者用清水漱口。刮治及根面平整术后 4～6 周内不探查牙周袋。

(二)容易出现的问题

1.龈下刮治时效率低,牙石不易被清除下来

原因:①超声刮治时采用的功率太小。②用力太大,反而不利于器械的震动,降低效率。③手工刮治和根面平整时,器械工作面与根面的角度过小或过大。小于 45°角,刮治器的刃不能"咬住"牙石,往往从牙石表面滑过,不能有效

去除牙石；角度大于90°，刮治器的刃也不能与牙面接触，与牙面接触的只是刮治器的侧面，也不能刮除牙石。④刮治器工作端进入牙周袋后，没有放在牙石的基底部，不能整块去除牙石，只是在牙石表面层层刮削，效率低，且不能彻底清除牙石。⑤手工刮治器的锐利度不够：使用的器械不锐利，常不能有效清除牙石。

2.治疗时疼痛，或过于敏感不适

原因：①超声刮治时采用的功率太大；②动作幅度过大，不精准；③动作过于粗暴，损伤软硬组织。

3.根面被去除的量多而深，治疗后异常敏感

原因：①超声刮治时采用的功率太大，大功率会形成明显的喷雾，使得到达牙周袋内工作尖处的液量减少，冷却作用降低，既不能改善治疗结果，又不必要的造成去除过多根面组织。②根面平整时对操作的控制不够，清除过多的根面结构，甚至将牙骨质全部清除。

4.刮治时牙周软组织损伤

原因：①手工刮治时刮治器的角度大，角度＞90°，刮治器的刃朝向袋壁软组织，造成软组织的损伤。②支点不稳，用力时滑脱，刮治器将软组织划伤。

5.治疗后牙龈出血

原因：①遗漏了残存的肉芽组织，易造成术后出血；②牙石未去除干净，残留的牙石刺激有炎症的牙龈组织，造成出血；③治疗中损伤了牙龈组织，如牙龈撕裂，造成术后出血。

6.刮治不彻底，遗漏龈下牙石

原因：①根面解剖形态复杂。根面的凹陷、多根牙的根分叉区、畸形舌侧沟等形态的存在，使得器械难以进入，该处的菌斑牙石不易被清除，随着探诊深度的增加，治疗难度进一步加大。②操作者的技能：牙周袋越深，无经验者越容易遗漏牙石。一方面是未能探查到深牙周袋部位的牙石，另一方面是刮治时器械未能进入牙周袋的深部，或进入后不能以正确角度使用器械，使牙石残留。③治疗时间过短：用手用器械进行龈下刮治和根面平整治疗，单个牙平均需要6～10分钟。治疗的时间过短，难以达到好的效果。④器械的锐利度：手用器械的切刃缘锐利度不够，难以精细和有效地操作，往往只是将牙石表面"抛光"，而未将牙石彻底清除。因此，应经常检查器械的锐利度，应适时进行器械的磨锐，并在磨锐过程中，保持器械的工作端形态。

(三)防范或解决问题的措施

1.提高治疗效率、防止损伤软组织的措施

(1)超声龈下刮治时调整功率至合适的水平,对细小牙石采用中小功率,对硬而粗大的牙石,适当调大功率,但不要过大。治疗中可根据不同区域牙石量的多少,随时调节功率大小和水量的大小,既能有效去除牙石,又不致损伤根面,同时还可避免和减轻患者在治疗中所感觉的不适及治疗后的敏感。

(2)刮治前检查器械的锐利度,及时进行器械的磨锐,并在磨锐过程中,保持器械的工作端形态。

(3)按正确操作要点进行操作,尤其注意刮治器工作的正确角度、幅度、用力方式、和支点的稳固,避免由于器械角度错误而带来的效率不高和对软组织的损伤,避免支点不稳而产生用力时器械的滑脱,从而避免划伤软组织。

2.防止敏感的措施

(1)随时调整功率,避免过大功率。

(2)根面平整时要控制好刮治的力度和精准性,只刮除受污染的牙骨质表层,不要将牙骨质层全部刮除。

3.对于治疗难度较大部位的治疗考虑和措施

(1)治疗前一定要仔细检查以了解根面的解剖形态,如有根面的凹陷、多根牙的根分叉区、畸形舌侧沟等形态的存在,这些部位的治疗往往较难,要先做到心中有数。

(2)选择适当的器械,花多一点时间重点治疗这些区域。

(3)对于根分叉区,应选用细的工作头进行超声刮治,因为有文献显示,对于根分叉区的治疗,超声器械的工作头较手用刮治器工作端要细,更易进入分叉区,而且具有喷水的空穴作用,因此超声治疗要优于手工刮治。

(4)对于深牙周袋部位,刮治前应仔细探查龈下牙石的部位,治疗中器械要深入到位,采用正确角度等刮治的正确方法,并保证足够的时间治疗。刮治结束后即刻一定要再次仔细探查有无残留牙石,必要时加强治疗,避免刮治不彻底。

4.治疗后牙龈出血的防治措施

(1)治疗中支点一定要稳固,控制好器械,不要滑脱,避免牙龈撕裂和被划伤,从而避免术后出血。

(2)术后即刻检查,避免残留牙石而刺激炎症牙龈组织造成的出血。

(3)治疗后要用3%过氧化氢液冲洗和擦洗,彻底清除漂浮于龈缘或袋口的残存肉芽组织,避免由此造成的出血。

三、松牙暂时固定

通过将松动牙连接并固定在邻近的稳固牙上,使多个牙连成一个整体,形成新的咀嚼单位,重新分配咬合力量。通过固定,可充分发挥牙周组织的代偿能力,减轻松动牙负担,促进愈合,并防止个别牙的倾斜、移位。

关于松牙暂时性固定的方法,以前常用的主要为不锈钢丝结扎固定,但随着新粘接材料的不断涌现,粘接剂粘接固定、强力纤维粘接固定等新方法也开始在临床应用。在此仅介绍不锈钢丝结扎固定——单扣扭结法。

(一)操作要点

(1)取直径 0.178~0.254 mm 不锈钢丝一段,长度以水平围绕所要栓结的牙齿唇面和舌面再延长 5 cm 为宜。

(2)在一侧稳固的基牙上绕成双圈,在邻面以顺时针方向做扭结,然后将钢丝围绕下一个牙,在牙间隙处再做扭结,这样依次连接其他牙齿,在每个牙邻面牙间隙处均做扭结。

(3)扭结数目:扭结数目的多少根据牙间隙大小而定,应正好占据间隙,使松牙仍保持在原来位置,松牙不会受到向近中或向远中的力量,不会因此而产生移位。如果间隙很小,也可不做扭结,仅做一"8"字形交叉,再结扎另一个牙。

(4)结扎钢丝在牙上的位置:钢丝在舌(腭)侧要位于舌隆突的切方,防止钢丝滑向根方而进入龈缘下,避免对牙龈造成刺激和损伤;钢丝在邻面要位于接触点的根方,以防止钢丝从冠方滑脱。钢丝在多个牙的唇(舌)面上的位置应一致,应形成一条直线,避免牙受到向冠方或根方的作用力。

(5)必要时可用釉质黏合剂或复合树脂将钢丝粘接固定在牙面上,以加强结扎的稳固性。

(6)结扎后应检查咬合关系,防止咬在钢丝上。在临床上如发现有早接触,则应调𬌗。

(二)容易出现的问题

(1)结扎后被结扎的多个牙整体有动度。原因是只结扎松动牙。

(2)牙在结扎后出现移位。如前牙在结扎后向近中移位,在尖牙与未结扎的前磨牙之间形成间隙。原因是结扎丝在邻面的扭结数目过少,没有保持原有的间隙。

(3)结扎钢丝从冠方脱出。原因是结扎丝在邻面放在了接触点的冠方。

(4)结扎钢丝滑向龈下。原因是结扎丝在舌侧放在了舌隆突的根方。

(5)结扎丝在结扎尚未完成或刚要完成时折断,或结扎完成后不久很快折断。原因是在结扎过程中用带齿的器械多次用力挟持结扎钢丝,在钢丝上留下咬痕损伤;或打结时扭转过度,钢丝损伤。

(6)结扎过程中损伤牙龈。原因:①结扎过程中,钢丝穿过两个牙邻间隙时,钢丝尖端朝向根方而刺伤牙龈;②结扎完成后钢丝最末端处理时,末端朝向牙龈压入,刺伤牙龈。

(7)结扎结束后,结扎钢丝末端可能会刺伤唇颊黏膜。

(三)防范或解决问题的措施

(1)在松牙固定时,松牙两侧要有稳定的基牙,将松牙与稳固的基牙结扎固定在一起。

(2)结扎时要注意使牙的位置尽量固定在原来的正常位置上,注意使邻接牙之间扭结的数目长度与间隙大小一致,防止牙齿倾斜、扭转等造成新的创伤。

(3)结扎时结扎丝的位置一定要在舌隆突的冠方和邻面接触点的根方,避免结扎丝向冠方和根方两个方向移位,从而避免松脱或滑向牙龈。

(4)扭结长度、位置要合适,位于牙间隙内,防止损害龈乳头及唇颊黏膜。

(5)结扎过程中,做扭结等动作时要注意挟持钢丝的位置,尽量挟持钢丝两端的末端位置,防止需要受力部位的钢丝受挟持后留下咬痕损伤;在连续扭结时要先有拉起的动作,在靠近牙面处钢丝与牙面间有余地时再作扭结,避免钢丝受损而折断。

(6)结扎过程中,钢丝穿过牙龈时,将钢丝形成向冠方的弧度,以避免钢丝刺向牙龈。结扎钢丝最末端应形成弧形的小弯曲,再压入邻面并使之紧贴牙面,可避免压入邻面后末端朝向根方而刺伤牙龈,并避免末端从颊侧或舌侧刺伤黏膜。

(7)结扎丝应尽量不妨碍患者的口腔卫生措施,应对患者加强口腔卫生指导,教会在结扎的情况下如何控制菌斑。一般可用牙签或牙间隙刷清洁邻面,并注意刷净舌侧牙面等。

四、调𬌗

(一)操作要点

(1)首先确定早接触点和咬合干扰的位点。让患者分别做正中、侧方和前伸咬合运动,通过视诊、扪诊、咬合纸等方法,找出早接触点或咬合干扰的牙和位点。

(2)根据调𬌗选磨原则确定调磨的部位。

1)举例1:左侧侧切牙有咬合创伤,患者在正中咬合时,通过扣诊可感觉到上颌侧切牙有明显的震动,在前伸咬合过程中也有异常震动,说明左侧上下侧切牙在正中、前伸咬合时均有早接触。根据选磨原则,此时确定的需要调磨的部位应是下切牙的切缘。

2)举例2:左侧侧切牙有咬合创伤,患者在正中咬合时,可扣及到上颌侧切牙有明显的震动,而在前伸咬合过程中没有发现异常,说明左侧上下侧切牙在正中咬合时有早接触,而前伸咬合时无早接触。根据选磨原则,此时确定的需要调磨的部位应是上颌侧切牙的舌面窝,即在正中咬合时与下切牙切缘接触的上颌侧切牙舌面窝部位。

3)举例3:左侧侧切牙有咬合创伤,患者在正中咬合时无异常,而在前伸咬合过程中可扣及到上颌侧切牙有明显的震动,说明左侧上下侧切牙在正中咬合时无早接触,而前伸咬合时有早接触。根据选磨原则,此时确定的需要调磨的部位应是上颌侧切牙的舌斜面。

4)举例4:右上第二前磨牙有咬合创伤,检查时发现,在正中咬合时可扣及明显的异常动度,向右侧侧方咬合时也有异常动度,向左侧咬合时无干扰。根据选磨原则,此时确定的需调磨的部位是与之对颌的下颌第二前磨牙的颊尖。

5)举例5:右上第二前磨牙有咬合创伤,在正中咬合时可扣及明显的异常动度,向右侧侧方咬合时未查到异常,向左侧咬合时无干扰,仔细检查后发现,右上第二前磨牙的𬌗窝较浅,可见到有异常磨耗平面。根据选磨原则,此时确定的需调磨的部位是右上第二前磨牙的𬌗窝早接触区。

6)举例6:右上第二前磨牙有咬合创伤,在正中咬合时未查到异常,向右侧侧方咬合时可扣及明显的异常动度,向左侧咬合时无干扰,在检查中发现,颊尖较高陡,颊尖舌斜面可见到有异常磨耗平面,用咬合纸检查确有早接触点。根据选磨原则,此时确定的需调磨的部位是右上第二前磨牙颊尖舌斜面。

7)举例7:右上第一磨牙有咬合创伤,检查发现,该牙颊尖高陡,且与之对颌的下颌第一磨牙的颊尖也有磨耗的异常小平面,舌尖也高陡。根据选磨原则,此时确定的需调磨的部位是右上第一磨牙高陡的颊尖、右下颌第一磨牙高陡的舌尖,以及下颌第一磨牙的颊尖有磨耗的异常小平面。

(3)选择大小、形状合适的磨改工具:可选砂石轮、砂石尖或适当形态的金刚砂钻等。使用砂石轮的转速适中,不宜过高,应间断磨改,避免产热刺激牙髓。如使用金刚砂钻,必须在有水冷却的条件下进行,因转速快,磨除牙体组织快,故一定要控制好器械的使用,动作精准,避免磨除过多牙体组织。

(4)调磨:使用上述选择的工具,对前述根据选磨原则确定的调磨部位进行调磨。

(5)调磨的量应尽量小,边调磨边检查,根据检查结果和选磨原则,随时调整需调磨的部位,防止出现新的早接触点或不平衡。一般先解决正中咬合的问题,再解决非正中咬合问题。例如正中咬合时有早接触点,前述方法确定的调磨部位是下前牙切缘的话,要先调磨下前牙切缘,在正中咬合时的早接触点消除后,再进一步检查前伸咬合过程中是否还有创伤;如还有咬合创伤,需重新检查,按照选磨原则重新确定应调磨的部位,此时应调磨的部位就变为上颌前牙的舌斜面了。必要时分多次就诊进行调磨治疗。

(6)如果在对应的功能尖和非功能尖上都有早接触点,应调磨非功能尖,这样既可消除早接触,又不会减低咬合的垂直高度。

(7)对功能尖上的磨耗平面进行调磨时,不要降低牙尖的垂直高度,只是磨改周边牙外形,恢复牙面的球形的生理外形。

(8)对松动牙的磨改,应在将松牙固定后再调磨,此时牙的位置稳定,调磨才准确,并可减少磨改时的不适。

(9)在磨改过程中患牙出现敏感或口内有多处牙位需要调磨,应分次完成。

(10)调磨完成后,务必要用橡皮杯对调磨的牙面进行抛光。

(二)容易出现的问题

(1)调磨后仍存在咬合问题或出现新的咬合问题。可能的原因很多,主要为:①检查不到位,没有发现造成咬合创伤的咬合早接触点;②确定选磨部位时没有遵守选磨原则,没有兼顾正中关系和非正中关系;③没有注意调磨过程中随时检查,随时调整应选磨的部位;④在牙周有炎症使牙齿位置不稳定的情况下调𬌗,炎症消除后牙齿位置改变。

(2)对功能性牙尖的磨改不当,降低了垂直距离。

(3)调磨后牙外形不佳,失去生理形态。

(4)调磨过程中出现敏感。主要是因为调磨时使牙本质暴露而形成牙本质敏感。

(5)在调𬌗过程中由于患者肌疲劳,患者逐渐不能准确配合进行正确的咬合运动,难以对早接触或干扰点进行准确定位。

(6)调𬌗治疗后牙面粗糙,患者感觉不适。

(三)防范或解决问题的措施

(1)调𬌗要在消除牙周和根尖周的炎症后进行,此时牙的位置才稳定,避免调𬌗后牙齿位置改变而造成牙无接触或形成新的创伤。牙齿磨改后无法恢复，因此一定要谨慎再谨慎。

（2）调𬌗治疗前的咬合检查要仔细，并有一定顺序，先检查正中咬合，再检查非正中咬合，非正中咬合检查中，先检查工作侧咬合，再检查非工作侧咬合，且左、右侧分别检查。根据检查结果，遵照选磨原则确定需调磨的部位，此时务必要兼顾正中关系和非正中关系。调磨时调磨的量要小，一定要边调磨，边检查，根据调磨过程中咬合关系状况，重新确定调磨部位。

（3）对功能性牙尖的磨改一定要慎重。功能性牙尖是保持垂直距离和维持正常咬合功能的关键，需保留维持垂直距离的咬合支持点，以保持稳定的正中咬合关系。必须调磨功能尖时要格外注意，要准确确定需调磨的部位，在调磨功能尖的异常磨耗平面时，一定不要降低高度，而只修改牙面成球形。

（4）在调磨过程中，尽量恢复牙面的生理外形，不能只顾调磨高点，而忽视牙的外形，应尽可能磨出牙尖、窝、沟、球形牙面的形态，以保持正常的咬合功能。例如，磨改高陡的牙尖时，要注意形成相应的牙尖的外形，并形成颊沟或舌沟。

（5）对于调磨过程中出现敏感的患者，一方面应停止继续调磨，过一段时间后就诊，再继续治疗；另一方面要对敏感部位进行脱敏治疗。

（6）对于在调𬌗过程中因患者疲劳而不能准确配合进行正确咬合运动者，应停止调磨治疗，让患者休息，最好分次调𬌗治疗。

（7）调𬌗后牙面往往形成粗糙的面，尤其是用砂石轮或砂石尖调磨后更明显，一定要用抛光杯进行抛光处理，恢复牙面的光滑。

五、牙周手术治疗

牙周手术治疗实际包括许多种手术治疗方法，需根据不同病情选择不同的手术方法。在这些众多手术方法中，牙龈切除术和牙周翻瓣术是最基本的手术方法。对于口腔科专科医师来说，应掌握这两种基本的手术方法。

（一）操作要点

1.牙龈切除术

（1）术前麻醉：根据手术的部位选择不同区域的局部麻醉方法。下颌牙常用下颌传导阻滞麻醉加局部龈乳头处的浸润麻醉，下颌前牙也可采用局部浸润麻醉；上颌后牙用局部浸润麻醉加腭大孔阻滞麻醉，前牙用局部浸润麻醉加切牙孔阻滞麻醉。

（2）术前应让患者用 0.12％氯己定液含漱，清洁口腔。

(3)口周消毒,常规消毒铺巾。

(4)标定手术切口的位置。①印记镊法标定袋底位置:方法是将印记镊的直喙插入袋内并达袋底,弯喙对准牙龈表面,两喙并拢,弯喙刺破牙龈形成标记点;②用探针法做印记:用牙周探针探查袋深,再在牙龈表面相当于袋底处用探针刺破,刺破点有出血可作为印记。在术区每个牙唇(舌)侧牙龈的近中、中央、远中处分别做标记点,各点连线即为袋底位置,切口位置则在此线的根方 1～2 mm。

(5)切口:使用 15 号刀片做切口,在已定好的切口位置上向冠方切入牙龈,切入时刀刃斜向冠方,与牙长轴呈 45°角,一刀切至袋底下方的根面上。

(6)多个牙切口:要从术区最边缘一个牙的龈缘处切入,逐渐前移,连续切除多个牙的牙龈,最后终止于术区另一端牙的龈缘。此时所切除的牙龈尚不能取下,因为在邻面龈乳头处尚未切断,牙龈仍与舌侧龈乳头相连。

(7)邻面龈乳头的切断:使用 11 号尖刀片或柳叶刀,在邻面处先伸入原有切口,再继续向舌侧切入,然后分别切向近中、远中牙面,从而将牙龈乳头彻底切断。

(8)清创:用宽背镰形洁治器(或 Bal 刮治器)去除切下的牙龈组织;用刮治器刮除肉芽组织,并彻底刮除残存的牙石。

(9)修整牙龈,重建牙龈生理外形:用弯组织剪(常用小弯眼科剪)修整切口处的牙龈,使牙龈与牙面呈 45°角的弧形外形,龈缘处菲薄,牙龈呈贝壳状生理外形。

(10)用生理盐水冲洗创面,压迫止血。

(11)放置牙周保护剂:将调好的条形牙龈保护剂放置在伤口表面,用手指将其按压至伤口表面并进入邻面,唇部按压整塑,让出系带位置。

(12)术后处理:开 0.12%氯己定含漱剂处方,让患者含漱,每天 2 次,每次 15 mL,含漱 1 分钟。24 小时内手术区不刷牙。术后一般不用抗菌药物。1 周后复诊,除去牙周保护剂。术后 2 周左右牙龈外观恢复。

2.牙周翻瓣术

(1)切口:包括内斜切口、沟内切口、牙间切口和纵切口。

1)内斜切口:用 11 号(或 15 号)刀片在距龈缘 0.5～1 mm 处切入,切入时刀片与牙长轴呈 10°角左右,切向牙槽骨嵴顶。切入的位置也可以根据组织厚度、袋深及不同种类的手术而有所改变。例如牙龈肥厚时,切口距龈缘的距离可多一些,这样可切除较厚的牙龈,起到削薄牙龈的作用;如后牙有根分叉病变,希望手术后暴露分叉区,在角化龈宽度足够的情况下,切口可在根分叉区时距龈缘远一些,从而切除分叉区处的部分牙龈,在翻瓣术后可使分叉暴露,易于使用牙间隙刷清洁分叉区。

切口长度一般应包括手术区近、远中端各一个健康牙。切口从近中牙龈切向远中牙龈(或从远中切向近中)时,刀在移动过程中采用提插方式,即刀向前移动时先从骨嵴顶处提起,再向前切入,每次切入时均切到牙槽骨嵴顶。刀在移动过程中要跟随牙的外形而改变角度,切到邻面时要拐入邻面,保留牙龈乳头外形,使切口呈连续的弧形外形。保留龈乳头的目的是使龈瓣复位后能覆盖邻面牙槽骨。

内斜切口是牙周翻瓣术中最常用的切口,也是翻瓣术中首先做的切口,因此也称第一切口。

2)沟内切口:在做翻瓣术切口时,刀片从袋底进入,切向牙槽骨嵴顶。在典型的改良 Widman 翻瓣术中,此切口是第二切口,常在第一切口完成后,先进行翻瓣,再做此切口,此切口完成后可将牙龈从牙面分离。也可不做此切口,直接用刮治器将牙龈从牙面分离。

在术区健康牙上,做内斜切口会降低牙龈缘位置,造成牙龈退缩,因而不适宜采用内斜切口,为了尽量保留健康牙龈,此时的手术切口可采用沟内切口。

3)牙间切口:在第一、二切口之后,包括袋上皮在内的牙龈上皮领圈基本被切下,但在两牙之间的邻面处仍与骨组织相连,此时需进行牙间切口。在牙间处用尖刀或柳叶刀做切口,越过牙槽骨嵴顶的水平方向切口,将上皮领圈与根方骨组织断离,彻底清除上皮领圈。此也称第三切口。

临床上也可不做第二和第三切口,而是用刮治器将上皮领圈直接刮除。

4)纵切口:在水平切口的一端或两端做垂直向的松弛纵切口。用 15 号刀片从龈缘切至牙槽黏膜,要切透骨膜。纵切口的位置应在牙的近中线角处或远中线角处,不要切在牙龈乳头上或颊(舌)面的中央处。

并非所有翻瓣术均做此切口,根据临床情况来决定是否做纵切口,如果翻瓣无障碍,术区暴露充分,可不做纵切口。即使瓣有一定的张力,暴露不够充分,有时也可采用将内斜切口或沟内切口向术区两侧延伸 1 个牙,缓解瓣的张力,术区得以暴露,也可不采用纵切口。

(2)翻瓣:将骨膜起子从切口内插入而达到骨面,凸起面向着龈瓣,翻起牙龈全厚层的黏骨膜瓣,翻至暴露骨嵴顶1~2 mm,充分暴露术区。翻瓣时动作要准确,注意切忌动作粗暴,避免损伤撕裂龈瓣。

(3)清创:用刮治器刮除袋壁组织和肉芽组织,尤其是有骨吸收病损处的肉芽组织。冲洗后检查病变区,观察是否有残留的肉芽组织、根面牙石及牙槽骨缺损情况等,如有,要进一步刮除残留的肉芽组织,并清除根面牙石。

(4)对术区的牙根面进行根面平整。

(5)必要时修整牙槽骨。

(6)必要时进行瓣的修整:用弯组织剪剪除残留的肉芽组织及过厚的龈组织,修整龈瓣外形,使之复位后能覆盖骨面,颊、舌侧龈乳头能接触。

(7)清理术区,生理盐水冲洗后将瓣复位。

(8)缝合:采用牙间间断缝合或采用悬吊缝合。

1)牙间间断缝合:适用于颊舌两侧龈瓣张力相同、位置高度相同者。方法是从颊(唇)侧龈瓣乳头的外侧面进针并穿过龈瓣,然后将针通过牙间隙至舌侧,从舌侧龈瓣的伤口面进针(或从外侧面进针,则称为交叉式间断缝合)并穿过龈瓣,线再穿回牙间隙,在颊侧的邻面处打结。

2)悬吊缝合:适用于颊舌侧龈瓣的高度不一、两侧的张力不等者,或适用于仅在牙的一侧有龈瓣者。此法将龈瓣悬吊固定于牙上,可使龈瓣与下方组织紧密贴合。方法是:①单牙悬吊缝合。从近中乳头的外侧面进针并穿过龈瓣,然后将针穿过牙间隙,围绕牙面并穿过远中牙间隙,再从远中龈乳头外侧面进针缝合龈瓣,然后将针穿过牙间隙,再绕回近中,在近中邻面打结。这样,就将单个牙的一侧(颊或舌)龈瓣悬吊固定于牙上;②连续悬吊缝合:基本方法同单牙悬吊缝合,只是缝合远中龈瓣乳头后并不绕回该牙的近中,而是继续绕至下一个牙的另一个龈乳头,连续下去,直至术区最远中的一个龈乳头,然后绕术区远中牙一圈后,绕回术区近中打结(单侧连续悬吊缝合);或绕至另一侧时,从远中向近中对另一侧的龈瓣进行连续悬吊缝合,回到近中后,在近中打结(双侧连续悬吊缝合)。

(9)压迫术区龈瓣后放置牙周塞治剂:方法见前面。

(二)容易出现的问题

1.牙龈切除术中已出现的问题

(1)切入角度过大,导致切除的牙龈过多,使牙槽骨暴露。

(2)切除牙龈时没有一刀切透,反复切割,造成创面不整齐,给修整牙龈创面带来困难,修整不够则容易出血。

(3)做切口时没有从龈缘边缘开始切,或者切口在邻面没有与舌侧乳头切断,取下切除的牙龈时,牙龈在这些部位有牵连,容易形成撕裂。

2.牙周翻瓣术中容易出现的问题

(1)内斜切口时切除的牙龈过多,在到达邻面时刀片没有及时转变角度,将龈乳头切掉,没有保留龈乳头外形,造成龈瓣复位时颊舌乳头不能对接,不能将邻面牙槽骨完全覆盖。

(2)纵切口切在颊侧中央部位或切在龈乳头中央,手术愈合后牙龈外形不佳,颊侧中央牙龈形成龈裂。

(3)做切口时没有到达牙槽骨面,没有切透软组织,在翻瓣时不易翻开,或翻瓣时形成骨膜撕裂,易出血,术中视野不清。

(4)术中清创效率低,耗费时间多。

(5)清创不彻底,残留肉芽组织,或根面平整不彻底,从而造成手术效果不理想。

(三)防范或解决问题的措施

(1)牙龈切除术中切口要按正确操作要点,尤其要注意:①以 45°角切入,可根据牙龈的厚薄适当调整,避免切除不当而致牙槽骨暴露。②从牙龈表面切入并一下切至牙面,避免反复切割。③切口从龈缘边缘开始切,并在邻面加强切口,彻底切断与舌侧乳头的连接,避免牙龈撕裂。

(2)牙周翻瓣术中特别注意下述方面:①内斜切口时务必在邻面时注意改变刀片的角度,保留龈乳头外形,以便龈瓣复位时能将邻面牙槽骨完全覆盖。②可尽量不做纵切口,如做纵切口,务必切在龈乳头的近中或远中轴角处,以避免手术愈合后形成龈裂或其他不佳的牙龈外形。③切口一定要切到牙槽骨面。④术前注意检查手术器械的锐利度,及时磨锐,并掌握正确的刮除肉芽组织的方法。⑤术中要仔细检查根面有无残留牙石,务必彻底清除,在清除牙石后,对根面做根面平整,从而保证手术治疗效果。

六、牙周检查操作要点及治疗设计要点

(一)牙周检查操作要点

(1)先直视下观察口腔卫生状况,检查牙石的有无及牙石量、软垢及菌斑量的多少,以及有无菌斑滞留因素。菌斑量少时薄而无色,用气枪将牙面吹干后可观察到。

(2)在初诊或复查时如果菌斑量少,可进行菌斑染色,再观察染色后的菌斑情况,还可与患者共同观察,有利于加强口腔卫生指导的效果。

(3)注意检查有无不良修复体、食物嵌塞等菌斑滞留因素。

(4)观察牙龈有无红肿,有无龈缘圆钝,有无龈退缩,有无牙龈肥大增生,牙龈质地是否变松软、质地松脆,牙龈有无自发出血、探诊后出血,还应注意观察附着龈宽度。还应注意观察唇、颊系带附着位置有无异常。

(5)牙周探诊检查

1)牙周探诊检查的方法:①使用有刻度的牙周探针进行牙周探诊检查。②检查时用改良握笔法握持探针,但握持不要太紧。③探诊时要有支点,口内或者口外支点。④探入时探针应与牙体长轴平行,顶端紧贴牙面,避开牙石,直达袋底。⑤探入力量要轻,为20~25 g。⑥连续探查时,移动探针要以提插方式移动,如同"走步"样围绕每个牙的每个牙面进行探查。⑦在探查邻面时,要紧靠接触区处探入,探针可稍倾斜以便能探入接触点下方的龈谷处。⑧按一定顺序探查全口牙。

2)探查的内容。①探诊深度(PD):测量袋底至龈缘的距离,以 mm 为单位记录。②附着水平(AL):测量袋底至釉牙骨质界的距离。③探诊后出血。④其他探查内容:龈下牙石量及在根面位置(用尖探针探查);根面形态、根面粗糙度、根面有无龋坏等;有无根分叉病变。

3)根分叉病变的探查。①工具:专门设计的弯探针(Nabers 探针),顶端为钝头,有的探针上有刻度。若没有,可用弯尖探针代替。②方法:用探针探查多根牙的根分叉区。检查下颌磨牙时,从颊侧和舌侧中央处分别探查;检查上颌磨牙时,从颊侧中央处探查颊侧根分叉区,从腭侧的近中和远中分别探查近中和远中的根分叉区。③探查的内容包括是否能探到根分叉区,探针能否水平方向进入分叉区及水平方向探入的程度,分叉的大小,根柱的宽窄,有无釉突。还应注意检查根分叉区是否暴露。根据根分叉处牙周组织破坏程度对根分叉病变进行分度。

(6)牙松动度检查用镊子放在后牙𬌗面或夹持前牙切缘,颊舌向、近远中向轻轻摇动,并检查有无垂直向动度,观察牙齿移动的方向和幅度。

(7)咬合关系。①检查静止𬌗关系:正中咬合时有无深覆𬌗、深覆盖、对刃𬌗、反𬌗、锁𬌗、拥挤、牙颊舌向错位、过长等。②检查运动𬌗关系:让患者做正中咬合、前伸咬合、侧方工作侧咬合及非工作侧咬合,观察咬合过程中有无咬合创伤、早接触、𬌗干扰等。

(8)X 线片检查牙周病常用的 X 线片为根尖片、𬌗翼片、全颌曲面断层片。观察内容包括:①牙槽骨高度。②骨吸收的分布。③牙槽骨吸收方式:水平吸收、垂直吸收。④骨硬板连续性、骨硬板厚度等。⑤牙槽骨密度。⑥牙槽骨嵴顶情况,骨嵴顶的形态、密度,及骨硬板影像是否存在;如前牙牙槽嵴顶变平或凹陷、后牙牙槽嵴顶凹陷呈杯状或角形吸收、嵴顶区密度减低、骨硬板影像模糊或消失,都说明牙槽骨已有吸收破坏。⑦骨小梁的密度及排列方向。⑧牙周膜间隙的宽度。⑨根分叉病变区牙周膜间隙有无增宽、骨硬板是否连续、骨的密度有无透影区。⑩其他:如牙冠、牙根的形态,邻面牙石的影像,有无牙根吸收,根纵裂、根折及其他牙体、根尖周及颌骨的病变。

(9)其他除上述牙周检查外,还应检查口、颌面部情况,以及口腔黏膜、牙体疾病、牙列缺损、修复体情况等。必要时需行化验检查或活检。

(二)牙周检查容易出现的问题

(1)探诊不准确。

(2)只检查少数牙或少数位点,遗漏深牙周袋。

(3)探诊时疼痛。

(4)遗漏牙周检查的内容,或对牙周情况视而不见。

(5)对 X 线片上牙槽骨的变化观察不仔细,遗漏病变。

(三)防范或解决问题的措施

(1)影响牙周探诊结果准确性的因素很多,如探诊力量、探入时的角度、探针的形状及粗细、探针刻度的精确度、牙龈的炎症、牙石的阻挡等。探诊检查时应注意这些因素。在探查釉牙骨质界位置时,若牙石较多,应先去除牙石,才能探得准确的位置。

(2)应有顺序地探查全口牙,避免遗漏有深牙周袋的部位。

(3)要掌握牙周探诊应探查的内容,在检查中逐一进行,并适当记录。

(4)要控制好探诊力量,尽量避免因探诊力量过大带来的探诊疼痛。

(5)对 X 线片的观察要仔细,并掌握要观察的内容,逐项观察到。但 X 线片投照质量、牙及牙槽骨影像在 X 线片上的重叠的确很大程度上影响结果的准确性,因此应结合临床检查进行判断,不能用 X 线检查代替临床检查。

(四)治疗设计要点

(1)首先确定患牙的存留与否根据检查结果进行预后判断,在预后判断的基础上决定患牙的存留,如保留无望,则设计拔除。对预后良好的患牙,则设计进行牙周治疗。对于预后介于良好与无望之间的患牙,治疗方案可有不同的选择,必要时要综合考虑牙体牙髓、修复、正畸等方面的治疗需要,如考虑试保留,要让患者知情同意。

(2)对准备进行牙周治疗的患牙,一般要进行牙周基础治疗,因此治疗设计中首先要做的是基础治疗,先做牙周洁治和口腔卫生指导,之后对于 4 mm 以上的患牙进行刮治和根面平整,并要去除菌斑滞留因素。

(3)对于侵袭性牙周炎患者、重度慢性牙周炎患者或有重度牙周脓肿等急性感染的患者可辅助药物治疗。根据各种不同类型疾病微生物的特点选择药物。

(4)牙周基础治疗后 2~3 个月内让患者自行控制菌斑,2~3 个月后要让患者复查,对牙周基础治疗的情况进行再评估。根据评估结果,决定进一步的治疗计划。并结合修复、正畸等相关的治疗需要进行综合考虑。

(5)对于有咬合创伤者,在炎症控制后可进行调𬌗治疗。

(6)对于仍有深牙周袋的患者,如符合牙周手术适应证,可设计进行牙周手术治疗。

(7)治疗设计中一定要有维护治疗,并让患者知道定期复查和维护治疗的重要性,能够遵从医嘱,定期维护治疗。

(五)治疗设计容易出现的问题

(1)对牙周病学知识缺乏,对牙周炎的治疗设计中只有洁治,而没有进一步的牙周治疗设计;或没有基础治疗设计,而直接设计手术治疗。

(2)治疗设计中忽视口腔卫生指导的内容。

(3)治疗设计中忽视去除菌斑滞留因素的治疗。

(4)治疗设计仅从单一的牙周角度考虑,缺乏从牙周、牙体牙髓、修复、正畸等多方面综合考虑。

(5)治疗设计中忽视维护治疗。

(六)防范或解决问题的措施

(1)加强对牙周病学知识的学习,从理论上掌握牙周病学及牙周治疗学的知识,从而做出合理的、全面的治疗设计。

(2)在治疗设计中尤其注意口腔卫生指导,菌斑滞留因素去除治疗、维护治疗的内容。

(3)在做治疗设计时,要从牙周、牙体牙髓、修复、正畸等方面进行多角度多方位的综合考虑,从而制定一套或几套可行的治疗方案,与患者充分交流,从而选出最符合患者期望的治疗方案。

第三节 牙 周 炎

一、慢性牙周炎

慢性牙周炎原名成人牙周炎或慢性成人牙周炎。更改名称是因为此类牙周炎虽最常见于成年人,但也可发生于儿童和青少年,而且由于本病的进程缓慢,通常难以确定真正的发病年龄。大部分慢性牙周炎呈缓慢加重,但也可出现间歇性的活动期。此时牙周组织的破坏加速,随后又可转入静止期。大部分慢性牙周炎患者根本不出现爆发性的活动期。

本病为最常见的一类牙周炎,约占牙周炎患者的 95%,由长期存在的慢性牙龈炎向深部牙周组织扩展而引起。牙龈炎和牙周炎之间虽有明确的病理学区别,但在临床上,两者却是逐渐、隐匿地过渡。因此早期发现和诊断牙周炎十分重要,因为牙周炎的后果远比牙龈炎严重。

(一)临床表现

本病一般侵犯全口多数牙齿,也有少数患者仅发生于一组牙(如前牙)或少数牙。发病有一定的牙位特异性,磨牙和下前牙区以及邻接面由于菌斑牙石易堆积,故较易患病。牙周袋的炎症、附着丧失和牙槽骨吸收在牙周炎的早期即已出现,但因程度较轻,一般无明显不适。临床主要的症状为刷牙或进食时出血,或口内有异味,但通常不引起患者的重视。及至形成深牙周袋后,出现牙松动、咀嚼无力或疼痛,甚至发生急性牙周脓肿等,才去就诊,此时多已为晚期。

牙周袋处的牙龈呈现不同程度的慢性炎症,颜色暗红或鲜红、质地松软、点彩消失、边缘圆钝且不与牙面贴附。有些患者由于长期的慢性炎症,牙龈有部分纤维性增生、变厚,表面炎症不明显,但牙周探诊后,袋内壁有出血,也可有脓。牙周袋探诊深度超过 3 mm,且有附着丧失。如有牙龈退缩,则探诊深度可能在正常范围,但可见釉牙骨质界已暴露。因此,附着丧失能更准确地反映牙周支持组织的破坏。

慢性牙周炎根据附着丧失和骨吸收的范围及其严重程度可进一步分型。范围是指根据患病的牙数将其分为局限型和广泛型。全口牙中有附着丧失和骨吸收的位点数占总位点数≤30%者为局限型;若>30%的位点受累,则为广泛型。也可根据牙周袋深度、结缔组织附着丧失和骨吸收的程度来分为轻度、中度和重度。上述指标中以附着丧失为重点,它与炎症的程度大多一致,但也可不一致。一般随病程的延长和年龄的增长而使病情累积、加重。流行病学调查资料表明,牙周病的患病率虽高,但重症牙周炎只有 10%～15%。

轻度:牙龈有炎症和探诊出血,牙周袋深度≤4 mm,附着丧失 1～2 mm,X 线片显示牙槽骨吸收不超过根长的 1/3。可有轻度口臭。

中度:牙龈有炎症和探诊出血,也可有脓。牙周袋深度≤6 mm,附着丧失 3～4 mm,X 线片显示牙槽骨水平型或角型吸收超过根长的 1/3,但不超过根长的 1/2。牙齿可能有轻度松动,多根牙的根分叉区可能有轻度病变。

重度:炎症较明显或发生牙周脓肿。牙周袋＞6 mm,附着丧失≥5 mm,X 线片示牙槽骨吸收超过根长的 1/2,多根牙有根分叉病变,牙多有松动。

慢性牙周炎患者除有上述特征外,晚期常可出现其他伴发症状:①牙松动、移位和龈乳头退缩,可造成食物嵌塞;②牙周支持组织减少,造成继发性合创伤;③牙龈退缩使牙根暴露,对温度敏感,并容易发生根面龋,在前牙还会影响美观;④深牙周袋内脓液引流不畅时,或身体抵抗力降低时,可发生急性牙周脓肿;⑤深牙周袋接近根尖时,可引起逆行性牙髓炎;⑥牙周袋溢脓和牙间隙内食物嵌塞,可引起口臭。

(二)诊断特征

(1)多为成年人,也可见于儿童或青少年。

(2)有明显的菌斑、牙石及局部刺激因素,且与牙周组织的炎症和破坏程度比较一致。

(3)根据累及的牙位数,可进一步分为局限性(＜30%位点)和广泛型(＞30%);根据牙周附着丧失的程度,可分为轻度(AL 1～2 mm)、中度(AL 3～4 mm)、和重度(AL≥5 mm)。

(4)患病率和病情随年龄增大而加重,病情一般缓慢进展而加重,也可间有快速进展的活动期。

(5)全身一般健康,也可有某些危险因素,如吸烟、精神压力、骨质疏松等。

中度以上的慢性牙周炎诊断并不困难,但早期牙周炎与牙龈炎的区别不甚明显,须通过仔细检查而及时诊断,以免贻误正确的治疗(表 6-1)。

在确诊为慢性牙周炎后,还应通过仔细的病史询问和必要的检查,发现患者有无牙周炎的易感因素,如全身疾病、吸烟等,并根据病情确定其严重程度、目前牙周炎是否为活动期等,并据此制订针对性的治疗计划和判断预后。

表 6-1　牙龈炎和早期牙周炎的区别

	牙龈炎	早期牙周炎
牙龈炎症	有	有
牙周袋	假性牙周袋	真性牙周袋
附着丧失	无	有,能探到釉牙骨质界
牙槽骨吸收	无	嵴顶吸收,或硬骨板消失
治疗结果	病变可逆,牙龈组织恢复正常	炎症消退,病变静止,但已破坏的支持组织难以完全恢复正常

(三)治疗原则

慢性牙周炎早期治疗的效果较好,能使病变停止进展,牙槽骨有少量修复。只要患者能认真清除菌斑并定期复查,则疗效能长期保持。治疗应以消除菌斑、牙石等局部刺激因素为主,辅以手术等方法。由于口腔内各个牙的患病程度和病因刺激物的多少不一致,必须针对每个患牙的具体情况,制订全面的治疗计划。

1.局部治疗

(1)控制菌斑:菌斑是牙周炎的主要病原刺激物,而且清除之后还会不断在牙面堆积。因此必须向患者进行细致地讲解和指导,使其充分理解坚持不懈地清除菌斑的重要性。此种指导应贯穿于治疗的全过程,每次就诊时均应检查患者菌斑控制的程度,并作记录。有菌斑的牙面占全部牙面的20%以下才算合格。牙周炎在龈上牙石被刮除以后,如菌斑控制方法未被掌握,牙石重新沉积的速度是很快的。

(2)彻底清除牙石,平整根面:龈上牙石的清除称为洁治术,龈下牙石的清除称为龈下刮治或深部刮治。龈下刮治除了刮除龈下石外,还须将暴露在牙周袋内的含有大量内毒素的病变牙骨质刮除,使根面平整而光滑。根面平整使微生物数量大大减少,并搅乱了生物膜的结构,改变了龈下的环境,使细菌不易重新附着。牙龈结缔组织有可能附着于根面,形成新附着。

经过彻底的洁治和根面平整后,临床上可见牙龈的炎症和肿胀消退,出血和溢脓停止,牙周袋变浅、变紧。袋变浅是由于牙龈退缩及袋壁胶原纤维的新生,牙龈变得致密,探针不再穿透结合上皮进入结缔组织内,也可能有新的结缔组织附着于根面。洁治和刮治术是牙周炎的基础治疗,任何其他治疗手段只应作为基础治疗的补充手段。

(3)牙周袋及根面的药物处理:大多数患者在根面平整后,组织能顺利愈合,不需药物处理。对一些炎症严重、肉芽增生的深牙周袋,在刮治后可用药物处理袋壁。必要时可用复方碘液,它有较强的消炎、收敛作用,注意避免烧灼邻近的黏膜。

近年来,牙周袋内局部放置缓释型的抗菌药物取得了较好的临床效果,药物能较长时间停留于牙周袋内,起到较好的疗效。可选用的药物如甲硝唑、四环素及其同族药物如米诺环素、氯己定等。有人报道,用含有上述药物的凝胶或溶液冲洗牙周袋,袋内的微生物也消失或明显减少。但药物治疗只能作为机械方法清除牙石后的辅助治疗,不能取代除石治疗。

(4)牙周手术:上述治疗后,若仍有较深的牙周袋,或根面牙石不易彻底清除,炎症不能控制,则可进行牙周手术。其优点是可以在直视下彻底刮除根面的牙石及不健康的肉芽组织,必要时还可修整牙槽骨的外形或截除患根、矫正软组织的外形等等。手术后牙周袋变浅、炎症消退、骨质吸收停止,甚至可有少量骨修复。理想的手术效果是形成新附着,使牙周膜的结缔组织细胞重新在根面沉积牙骨质,并形成新的牙周膜纤维束和牙槽骨。这就是牙周组织的再生性手术,是目前临床和理论研究的热点,临床取得一定的成果,但效果有待提高。

(5)松动牙固定术:用各种材料和方法制成牙周夹板,将一组患牙与其相邻的稳固牙齿连结在一起,使𬌗力分散于一组牙上,减少了患牙承受的超重力或侧向扭转力的损害。这种固定术有利于牙周组织的修复。一般在松牙固定后,牙齿稳固、咀嚼功能改善。有些病例在治疗数月后,X线片可见牙槽骨硬骨板致密等效果。本法的缺点是,对局部的菌斑控制措施有一定的妨碍。因此,一定要从有利于菌斑控制方面改善设计,才能使本法持久应用。如果患者有缺失牙齿需要修复,而基牙或邻近的患牙因松动而需要固定,也可在可摘式义齿上设计一定的固定装置,或用制作良好的固定桥来固定松动牙。并非所有松动牙都需要固定,主要是患牙动度持续加重、影响咀嚼功能者才需要固定。

(6)调𬌗:如果 X 线片显示牙槽骨角形缺损或牙周膜增宽,就要对该牙做有无𬌗干扰的检查。如有扣诊震颤,再用蜡片法或咬合纸法查明早接触点的部位及大小,然后进行选磨。如果不能查到𬌗干扰,说明该牙目前并不存在创伤,可能是曾经有过创伤,但由于早接触点已被磨损,或由于牙周组织的自身调节,创伤已经缓解,这种情况不必做调𬌗处理。

(7)拔除不能保留的患牙:严重而无法挽救的患牙必须及早拔除,以免影响治疗和增加再感染的机会。拔牙创的愈合可使原来的牙周病变区破坏停止而出现修复性改变,这一转机对邻牙的治疗有着良好的影响。

(8)坚持维护期治疗:牙周炎经过正规治疗后,一般能取得较好的效果,但长期疗效的保持取决于是否能定期复查和进行必要的后续治疗,患者的自我菌斑控制也是至关重要的。根据患者的病情以及菌斑控制的好坏来确定复查的间隔时间,每次复查均应对患者进行必要的口腔卫生指导和预防性洁治。若有病情未被控制的牙位,则应进行相应的治疗。总之,牙周炎的治疗绝非一劳永逸的,维护期治疗是保持长期疗效的关键。

2.全身治疗

慢性牙周炎除非出现急性症状,一般不需采用抗生素类药物。对严重病例可口服甲硝唑 0.2 g,每天 3～4 次,共服 1 周,或服螺旋霉素 0.2 g,每天 4 次,共服 5～7 天。有些患者有慢性系统性疾病,如糖尿病、心血管疾病等,应与内科医师配合,积极治疗和控制全身疾病。成功的牙周治疗对糖尿病的控制也有积极意义。

大多数慢性牙周炎患者经过恰当的治疗后,病情可得到控制,但也有少数患者疗效很差。有报告显示,对 600 名牙周炎患者追踪观察平均 22 年后,83%患者疗效良好、13%病情加重、4%则明显恶化(人均失牙 10～23 个)。过去把后两类患者称为难治性牙周炎或顽固性牙周炎。这些患者可能有特殊的致病菌,或牙体和牙周病变的形态妨碍了彻底地清除病原刺激物。有人报告此类患者常为重度吸烟者。

二、侵袭性牙周炎

侵袭性牙周炎是一组在临床表现和实验室检查(包括化验和微生物学检查)均与慢性牙周炎有明显区别的、相对少见的牙周炎。它包含了 1989 年旧分类中的 3 个类型,即青少年牙周炎、快速进展性牙周炎和青春前期牙周炎,一度曾将这 3 个类型合称为早发性牙周炎。实际上这类牙周炎虽多发于年轻人,但也可见于成年人。本病一般来说发展较迅猛,但也可转为间断性的静止期,而且临床上对进展速度也不易判断。因此在 1999 年的国际研讨会上建议更名为侵袭性牙周炎。

(一)侵袭性牙周炎的危险因素

对侵袭性牙周炎的病因尚未完全明了,大量的病因证据主要源于过去对青少年牙周炎的研究结果。现认为某些特定微生物的感染及机体防御能力的缺陷是引起侵袭性牙周炎的主要因素。

1.微生物

大量的研究表明伴放线菌嗜血菌是侵袭性牙周炎的主要致病菌,其主要依据如下。

(1)从局限性青少年牙周炎患牙的龈下菌斑中可分离出伴放线菌嗜血菌,阳性率高达90%~100%,而同一患者口中的健康牙或健康人则检出率明显得低(<20%),慢性牙周炎患者伴放线菌嗜血菌的检出率也低于局限性青少年牙周炎。但也有些学者(尤其是中国和日本)报告未能检出伴放线菌嗜血菌,或是所检出的伴放线菌嗜血菌为低毒性株,而主要分离出牙龈卟啉单胞菌、腐蚀艾肯菌、中间普氏菌、具核梭杆菌等。这可能是重症患者的深牙周袋改变了微生态环境,使一些严格厌氧菌成为优势菌,而伴放线菌嗜血菌不再占主导,也可能确实存在着种族和地区的差异。广泛型侵袭性牙周炎的龈下菌群主要为牙龈卟啉单胞菌、福赛拟杆菌、腐蚀艾肯菌等。也有学者报告,在牙周健康者和儿童口腔中也可检出伴放线菌嗜血菌,但占总菌的比例较低。

(2)伴放线菌嗜血菌产生多种对牙周组织有毒性和破坏作用的毒性产物,例如白细胞毒素,能损伤乃至杀死中性粒细胞和单核细胞,并引起动物的实验性牙周炎。伴放线菌嗜血菌表面的膜泡脱落可使毒素播散,还产生上皮毒素、骨吸收毒素、细胞坏死膨胀毒素和致凋亡毒素等。

(3)引发宿主的免疫反应:局限性侵袭性牙周炎患者的血清中有明显升高的抗伴放线菌嗜血菌抗体,牙龈局部和龈沟液内也产生大量的特异抗体甚至高于血清水平,说明这种免疫反应发生于牙龈局部。伴放线菌嗜血菌产生的内毒素可激活上皮细胞、中性粒细胞、成纤维细胞和单核细胞产生大量的细胞因子,引发炎症反应。

(4)牙周治疗可使伴放线菌嗜血菌量明显减少或消失,当病变复发时,该菌又复出现。有人报告,由于伴放线菌嗜血菌能入侵牙周组织,单纯的机械治疗不能消除伴放线菌嗜血菌,临床疗效欠佳,口服四环素后,伴放线菌嗜血菌消失,临床疗效转佳。

近年来有些学者报告,从牙周袋内分离出病毒、真菌甚至原生动物,可能与牙周病有关。

2.全身背景

(1)白细胞功能缺陷:已有大量研究证明本病患者有周缘血的中性粒细胞和/或单核细胞的趋化功能降低。有的学者报告,吞噬功能也有障碍,这种缺陷带有家族性,患者的同胞中有的也可患侵袭性牙周炎,或虽未患牙周炎,却也有白细胞功能缺陷。但侵袭性牙周炎患者的白细胞功能缺陷并不导致全身其他部位的感染性疾病。

（2）产生特异抗体：研究还表明与伴放线菌嗜血菌的醣类抗原发生反应的抗体主要是 IgG_2 亚类，在局限性侵袭性牙周炎患者中水平升高，而广泛性侵袭性牙周炎则缺乏此亚类。提示 IgG_2 抗体起保护作用，可阻止病变的扩散。

（3）遗传背景：本病常有家族聚集现象，也有种族易感性的差异，本病也可能有遗传背景。

（4）牙骨质发育异常：有少量报道，发现局限性青少年牙周炎患者的牙根尖而细，牙骨质发育不良，甚至无牙骨质，不仅已暴露于牙周袋内的牙根如此，在其根方尚未发生病变处的牙骨质也有发育不良。说明这种缺陷不是疾病的结果，而是发育中的问题。国内有报告显示，侵袭性牙周炎患者发生单根牙牙根形态异常的概率高于牙周健康者和慢性牙周炎患者；有牙根形态异常的牙，其牙槽骨吸收重于形态正常者。

3.环境和行为因素

吸烟的量和时间是影响年轻人牙周破坏范围的重要因素之一。吸烟的广泛型侵袭性牙周炎患者比不吸烟的广泛型侵袭性牙周炎患者患牙数多、附着丧失量也多。吸烟对局限型患者的影响似较小。口腔卫生的好坏也对疾病有影响。

总之，现代的观点认为牙周炎不是由单一种细菌引起的，而是多种微生物共同和相互作用。高毒性的致病菌是必需的致病因子，而高易感性宿主的防御功能低下和/或过度的炎症反应所导致牙周组织的破坏是发病的重要因素，吸烟、遗传基因等调节因素也可能起一定的促进作用。

（二）组织病理学改变

侵袭性牙周炎的组织学变化与慢性牙周炎无明显区别，均以慢性炎症为主。免疫组织化学研究发现，本病的牙龈结缔组织内也以浆细胞浸润为主，但其中产生 IgA 的细胞少于慢性牙周炎者，游走到袋上皮内的中性粒细胞数目也较少，这两种现象可能是细菌易于入侵的原因之一。电镜观察到在袋壁上皮、牙龈结缔组织甚至牙槽骨的表面可有细菌入侵，主要为革兰阴性菌及螺旋体。近年还有学者报告，中性粒细胞和单核细胞对细菌的过度反应，密集的白细胞浸润及过量的细胞因子和炎症介质表达，可能导致严重的牙周炎症和破坏。

（三）临床表现

根据患牙的分布可将侵袭性牙周炎分为局限型和广泛型。局限型大致相当于过去的局限型青少年牙周炎，广泛型相当于过去的弥漫型青少年牙周炎和快速进展性牙周炎。局限型侵袭性牙周炎和广泛型侵袭性牙周炎的临床特征有相同之处,也各有其不同处。在我国,典型的局限型侵袭性牙周炎较为少见,这一方面可能由于患者就诊较晚,病变已蔓延至全口多个牙,另一方面可能有种族背景。

1. 快速进展的牙周组织破坏

快速的牙周附着丧失和骨吸收,是侵袭性牙周炎的主要特点。严格来说,"快速"的确定应依据在两个时间点所获得的临床记录或 X 线片来判断,然而此种资料不易获得。临床上常根据"严重的牙周破坏发生在较年轻的患者"来作出快速进展的判断。有人估计,本型患者的牙周破坏速度比慢性牙周炎快 3~4 倍,患者常在 20 岁左右即已须拔牙或牙自行脱落。

2. 年龄与性别

本病患者一般年龄较小,发病可始于青春期前后,因早期无明显症状,患者就诊时常在 20 岁左右。有学者报告,广泛型的平均年龄大于局限型患者,一般也在 30 岁以下,但也可发生于35 岁以上的成年人。女性多于男性,但也有人报告年幼者以女性为多,稍长后性别无差异。

3. 口腔卫生情况

本病一个突出的表现是局限型患者的菌斑、牙石量很少,牙龈表面的炎症轻微,但却已有深牙周袋,牙周组织破坏程度与局部刺激物的量不成比例。牙龈表面虽然无明显炎症,实际上在深袋部位是有龈下菌斑的,而且袋壁也有炎症和探诊后出血。广泛型的菌斑、牙石量因人而异,多数患者有大量的菌斑和牙石,也可很少。牙龈有明显的炎症,呈鲜红色,并可伴有龈缘区肉芽性增殖,易出血,可有溢脓,晚期还可以发生牙周脓肿。

4. 好发牙位

1999 年新分类法规定,局限型侵袭性牙周炎的特征是"局限于第一恒磨牙或切牙的邻面有附着丧失,至少波及两个恒牙,其中一个为第一磨牙。其他患牙(非第一磨牙和切牙)不超过两个"。换言之,典型的患牙局限于第一恒磨牙和上下切牙,多为左右对称。X 线片可见第一磨牙的近远中均有垂直型骨吸收,形成典型的"弧形吸收"(图 6-4),在切牙区多为水平型骨吸收。但早期的患者不一定波及所有的切牙和第一磨牙。广泛型的特征为"广泛的邻面附着丧失,侵犯第一磨牙和切牙以外的牙数在三颗以上"。也就是说,侵犯全口大多数牙。

5. 家族聚集性

家族中常有多人患本病,患者的同胞有 50% 患病机会。其遗传背景可能与白细胞功能缺陷有关,也有人认为是 X 连锁性遗传或常染色体显性遗传等。但也有一些学者认为是牙周致病菌在家族中的传播所致。临床上并非每位侵袭性牙周炎患者均有家族史。

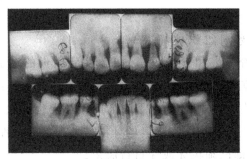

图 6-4　局限型侵袭性牙周炎的 X 线像第一恒磨牙处牙槽骨的弧形吸收

6.全身情况

侵袭性牙周炎患者一般全身健康,无明显的系统性疾病,但部分患者具有中性粒细胞和/或单核细胞的功能缺陷。多数患者对常规治疗,如刮治和全身药物治疗,有明显的疗效,但也有少数患者经任何治疗都效果不佳,病情迅速加重直至牙齿丧失。

广泛型和局限型究竟是两个独立的类型,抑或广泛型侵袭性牙周炎是局限型发展和加重的结果,尚不肯定,但有不少研究结果支持两者为同一疾病不同阶段的观点。①年幼者以局限型较多,而年长者患牙数目增多,以广泛型为多。②局限型患者血清中的抗伴放线菌嗜血菌特异抗体水平明显地高于广泛型患者,起保护作用的 IgG_2 亚类水平也高于广泛型。③有些广泛型侵袭性牙周炎患者的第一磨牙和切牙病情较重,且有典型的"弧形吸收"影像,提示这些患者可能由局限型病变发展而来。

(四)诊断特点

本病应抓住早期诊断这一环,因患者初起时无明显症状,待就诊时多已为晚期。如果一名青春期前后的年轻患者,菌斑、牙石等刺激物不多,炎症不明显,但发现有少数牙松动、移位或邻面深袋,局部刺激因子与病变程度不一致等,则应引起重视。重点检查切牙及第一磨牙邻面,并拍摄 X 线片,殆翼片有助于发现早期病变。有条件时,可做微生物学检查,发现伴放线菌嗜血菌或大量的牙龈卟啉单胞菌,或检查中性多形核白细胞有无趋化和吞噬功能的异常,若为阳性,对诊断本病十分有利。早期诊断及治疗对保留患牙和控制病情极为重要。对于侵袭性牙周炎患者的同胞进行牙周检查,有助于早期发现其他病例。

临床上常以年龄(35岁以下)和全口大多数牙的重度牙周破坏,作为诊断广泛型侵袭性牙周炎的标准,也就是说牙周破坏程度与年龄不相称。但必须明确的是,并非所有年轻患者的重度牙周炎均可诊断为侵袭性牙周炎,应先排除一些明显的局部和全身因素。①是否有严重的错𬌗导致咬合创伤,加速了牙周炎的病程。②是否曾接受过不正规的正畸治疗,或在正畸治疗前未认真治疗已存在的牙周病。③有无食物嵌塞、邻面龋、牙髓及根尖周病、不良修复体等局部促进因素,加重了菌斑堆积,造成牙龈的炎症和快速的附着丧失。④有无伴随的全身疾病,如未经控制的糖尿病、白细胞黏附缺陷、HIV 感染等。

上述①～③的存在可以加速慢性牙周炎的牙槽骨吸收和附着丧失,如有④,则应列入伴有全身疾病的牙周炎中,其治疗也不仅限于口腔科。如有条件检测患者周缘血的中性粒细胞和单核细胞的趋化及吞噬功能、血清 IgG_2 水平,或微生物学检测,则有助于诊断。有时阳性家族史也有助于诊断本病。

最近有学者提出,在有的年轻人和青少年,有个别牙齿出现附着丧失,但其他方面不符合早发性牙周炎者,可称之为偶发性附着丧失。例如个别牙因咬合创伤或错𬌗所致的牙龈退缩、拔除智齿后第二磨牙远中的附着丧失等。这些个体可能为侵袭性牙周炎或慢性牙周炎的易感者,应密切加以复查和监测,以利早期诊断。

(五)治疗原则

1.早期治疗,防止复发

本病常导致患者早年失牙,因此特别强调早期、彻底的治疗,主要是彻底消除感染。治疗原则基本同慢性牙周炎,洁治、刮治和根面平整等基础治疗是必不可少的,多数患者对此有较好的疗效。治疗后病变转入静止期。但因为伴放线菌嗜血菌及其他细菌可入侵牙周组织,单靠机械刮治不易彻底消除入侵的细菌,有的患者还需用翻瓣手术清除组织内的微生物。本病治疗后较易复发(国外报道复发率约为 1/4),因此应加强定期的复查和必要的后续治疗。根据每位患者菌斑和炎症的控制情况,确定复查的间隔期。开始时为每 1～2 个月 1 次,半年后若病情稳定,可逐渐延长。

2.抗菌药物的应用

有报告,本病单纯用刮治术不能消除入侵牙龈中的伴放线菌嗜血菌,残存的微生物容易重新在牙根面定植,使病变复发。因此主张全身服用抗生素作为辅助疗法。国外主张使用四环素 0.25 g 每天 4 次,共服 2～3 周。也可用小剂量多西环素,50 mg,每天 2 次。这两种药除有抑菌作用外,还有抑制胶原酶的作用,可减少牙周组织的破坏。近年来还主张在龈下刮治后口服甲硝唑和阿莫西林,两者合用效果优于单一用药。在根面平整后的深牙周袋内放置缓释的抗菌制剂,如甲硝唑、米诺环素、氯己定等,也有良好疗效。文献报道,可减少龈下菌斑的重新定植,减少病变的复发。

3.调整机体防御功能

宿主对细菌感染的防御反应在侵袭性牙周炎的发病和发展方面起重要的作用。近年来人们试图通过调节宿主的免疫和炎症反应过程来减轻或治疗牙周炎。例如多西环素可抑制胶原酶,非甾体抗炎药(NSAID)可抑制花生四烯酸产生前列腺素,阻断和抑制骨吸收,这些均有良好的前景。中医学强调全身调理,国内有些学者报告用六味地黄丸为基础的固齿丸(膏),在牙周基础治疗后服用数月,可提高疗效和明显减少复发率。服药后,患者的白细胞趋化和吞噬功能以及免疫功能也有所改善。吸烟是牙周炎的危险因素,应劝患者戒烟。还应努力发现和调整其他全身因素及宿主防御反应方面的缺陷。

4.综合治疗

在病情不太重而有牙移位的患者,可在炎症控制后,用正畸方法将移位的牙复位排齐,但正畸过程中务必加强菌斑控制和牙周病情的监控,加力也宜轻缓。牙体或牙列的修复也要注意应有利于菌斑控制。

总之,牙周炎是一组临床表现为慢性炎症和支持组织破坏的疾病,它们都是感染性疾病,有些人长期带菌却不发病,而另一些人却发生牙龈炎或牙周炎。牙周感染与身体其他部位的慢性感染有相同之处,但又有其独特之处,主要由牙体、牙周组织的特点所决定。龈牙结合部直接暴露在充满各种微生物的口腔环境中,细菌生物膜长期不断地定植于表面坚硬且不脱落的牙面上,又有丰富的来自唾液和龈沟液的营养。牙根及牙周膜、牙槽骨则是包埋在结缔组织内,与全身各系统及组织有密切的联系,宿主的防御系统能达到牙周组织的大部分,但又受到一定的限制。这些都决定着牙周炎的慢性、不易彻底控制、容易复发、与全身情况有双向影响等特点。

牙周炎是多因素疾病,决定着发病与否和病情程度的因素有微生物的种类、毒性和数量;宿主对微生物的应战能力;环境因素(如吸烟、精神压力等);某些全身疾病和状况的影响(如内分泌、遗传因素)等。有证据表明牙周炎也是一个多基因疾病,不是由单个基因所决定的。

牙周炎在临床上表现为多类型。治疗主要是除去菌斑及其他促进因子,但对不同类型、不同阶段的牙周炎及其并发病变,需要使用多种手段(非手术、手术、药物、正畸、修复等)的综合治疗。

牙周炎的治疗并非一劳永逸的,而需要终身维护和必要的重复治疗。最可庆幸和重要的一点是,牙周炎和牙龈炎都是可以预防的疾病,通过公众自我保护意识的加强、防治条件的改善及口腔医务工作者不懈的努力,牙周病是可以被消灭和控制的。

三、反映全身疾病的牙周炎

属于本范畴的牙周炎主要有两大类,即血液疾病(白细胞数量和功能的异常、白血病等)和某些遗传性疾病。以下介绍一些较常见而重要的全身疾病在牙周组织的表现。

(一)掌跖角化-牙周破坏综合征

本病特点是手掌和足跖部的皮肤过度角化,牙周组织严重破坏。有的病例还伴有硬脑膜的钙化。患者全身一般健康,智力正常。本病罕见,患病率为$(1\sim4)/1\,000\,000$。

1.临床表现

皮损及牙周病变常在 4 岁前共同出现,有人报告,可早在出生后 11 个月。皮损包括手掌、足底、膝部及肘部局限的过度角化、鳞屑、皲裂,有多汗和臭汗。约有 1/4 患者易有身体它处感染。牙周病损在乳牙萌出不久即可发生,深牙周袋炎症严重,溢脓、口臭,骨质迅速吸收,在 5~6 岁时乳牙即相继脱落,创口愈合正常。待恒牙萌出后又发生牙周破坏,常在 10 多岁时自行脱落或拔除。有的患者第三磨牙也会在萌出后数年内脱落,有的则报告第三磨牙不受侵犯。

2.病因

(1)本症的菌斑成分与成人牙周炎的菌斑较类似,而不像侵袭性牙周炎。在牙周袋近根尖区域有大量的螺旋体,在牙骨质上也黏附有螺旋体。有人报告,患者血清中有抗伴放线菌嗜血菌的抗体,袋内可分离出该菌。

(2)本病为遗传性疾病,属于常染色体隐性遗传。父母不患该症,但可能为血缘婚姻(约占 23%),双亲必须均携带常染色体基因才使其子女患本病。患者的同胞中也可有患本病者,男女患病机会均等。有人报告本病患者的中性粒细胞趋化功能异常。

3.病理

与慢性牙周炎无明显区别。牙周袋壁有明显的慢性炎症,主要为浆细胞浸润,袋壁上皮内几乎见不到中性粒细胞。破骨活动明显,成骨活动很少。患牙根部的牙骨质非常薄,有时仅在根尖区存在较厚的有细胞的牙骨质。X 线片见牙根细而尖,表明牙骨质发育不良。

4.治疗原则

对于本病,常规的牙周治疗效果不佳,患牙的病情常持续加重,直至全口拔牙。近年来有人报告,对幼儿可将拔除全部乳牙,当恒切牙和第一恒磨牙萌出时,再口服 10~14 天抗生素,可防止恒牙发生牙周破坏。若患儿就诊时已有恒牙萌出或受累,则将严重患牙拔除,重复多疗程口服抗生素,同时进行彻底的局部牙周治疗,每 2 周复查和洁治 1 次,保持良好的口腔卫生。在此情况下,有些患儿新萌出的恒牙可免于罹病。这种治疗原则的出发点是基于本病是伴放线菌嗜血菌或某些致病微生物的感染,而且致病菌在牙齿刚萌出后即附着于该牙面。在关键时期(如恒牙萌出前)拔除一切患牙,创造不利于致病菌生存的环境,以防止新病变的发生。这种治疗原则取得了一定效果,但病例尚少,仍须长期观察,并辅以微生物学研究。患者的牙周炎控制或拔牙后,皮损仍不能痊愈,但可略减轻。

(二)Down 综合征

本病又名先天愚型,或染色体 21-三体综合征,为一种由染色体异常所引起的先天性疾病。一型是典型的染色体第 21 对三体病,有 47 个染色体,另一型为只有 23 对染色体,第 21 对移到其他染色体上。本病可有家族性。

患者有发育迟缓和智力低下。约一半患者有先天性心脏病,约 15% 患儿于 1 岁前夭折。患者面部扁平、眶距增宽、鼻梁低宽、颈部短粗,常有上颌发育不足、萌牙较迟、错𬌗畸形、牙间隙较大、系带附着位置过高等。几乎 100% 患者均有严重的牙周炎,且其牙周破坏程度远超过菌斑、牙石等局部刺激物的量。本病患者的牙周破坏程度重于其他非先天愚型的弱智者。全口牙齿均有深牙周袋及炎症,下颌前牙较重,有时可有牙龈退缩。病情迅速加重,有时可伴坏死性龈炎。乳牙和恒牙均可受累。

患者的龈下菌斑微生物与一般牙周炎患者并无明显区别。有人报告,产黑色素普雷沃菌群增多。牙周病情的快速恶化可能与中性粒细胞的趋化功能低下有关,也有报告白细胞的吞噬功能和细胞内杀菌作用也降低。

本病无特殊治疗,彻底的常规牙周治疗和认真控制菌斑,可减缓牙周破坏。但由于患儿智力低下,常难以坚持治疗。

(三)糖尿病

糖尿病是与多种遗传因素有关的内分泌异常。由于胰岛素的生成不足、功能不足或细胞表面缺乏胰岛素受体等机制,产生胰岛素抵抗,患者的血糖水平升高,糖耐量降低。糖尿病与牙周病在我国的患病率都较高,两者都是多基因疾病,都有一定程度的免疫调节异常。

1999年的牙周病分类研讨会上,专家们认为糖尿病可以影响牙周组织对细菌的反应性。他们把"伴糖尿病的牙龈炎"列入"受全身因素影响的菌斑性牙龈病"中,然而在"反映全身疾病的牙周炎"中却未列入糖尿病。在口腔科临床上看到的大多为2型糖尿病患者,他们的糖尿病主要影响牙周炎的发病和严重程度。尤其是血糖控制不良的患者,其牙周组织的炎症较重,龈缘红肿呈肉芽状增生,易出血和发生牙周脓肿,牙槽骨破坏迅速,导致深袋和牙松动,牙周治疗后也较易复发。血糖控制后,牙周炎的情况会有所好转。有学者提出将牙周炎列为糖尿病的第六并发症(其他并发症为肾病变、神经系统病变、视网膜病变、大血管病变、创口愈合缓慢)。文献表明,血糖控制良好的糖尿病患者,其对基础治疗的疗效与无糖尿病的、牙周破坏程度相似的患者无明显差别。近年来国内外均有报道,彻底有效的牙周治疗不仅使牙周病变减轻,还可使糖尿病患者的糖化血红蛋白(HbA1c)和TNF-α水平显著降低,胰岛素的用量可减少,龈沟液中的弹力蛋白酶水平下降。这从另一方面支持牙周炎与糖尿病的密切关系。但也有学者报告,除牙周基础治疗外,还需全身或局部应用抗生素,才能使糖化血红蛋白含量下降。

(四)艾滋病

1.临床表现

1987年,Winkler等首先报告艾滋病患者的牙周炎,患者在3~4个月内牙周附着丧失可达90%。目前认为与HIV有关的牙周病损主要有2种。

(1)线形牙龈红斑。在牙龈缘处有明显的、鲜红的、宽2~3 mm的红边,在附着龈上可呈瘀斑状,极易出血。此阶段一般无牙槽骨吸收。现认为该病变是由白色念珠菌感染所致,对常规治疗反应不佳。对线形牙龈红斑的发生率报告不一,它有较高的诊断意义,可能为坏死性溃疡性牙周炎的前驱。但此种病损也可偶见于非HIV感染者,需仔细鉴别。

(2)坏死性溃疡性牙周病。1999年的新分类认为尚不能肯定坏死性溃疡性牙龈炎和坏死性溃疡性牙周炎是否为两个不同的疾病,因此主张将两者统称为坏死性溃疡性牙周病。

艾滋病患者所发生的坏死溃疡性牙龈炎临床表现与非HIV感染者十分相似,但病情较重,病势较凶。需结合其他检查来鉴别。患者抵抗力极度低下时,坏死性溃疡性牙周炎则可由坏死性溃疡性牙龈炎迅速发展而成，也可能是在原有的慢性牙周炎基础上，坏死性溃疡性牙龈炎加速和加重了病变。在 HIV 感染者中坏死性溃疡性牙周炎的发生率在 4%～10%。坏死性溃疡性牙周炎患者的骨吸收和附着丧失特别重，有时甚至有死骨形成，但牙龈指数和菌斑指数并不一定相应的高。换言之，在局部因素和炎症并不太重，而牙周破坏迅速，且有坏死性龈病损的特征时，应引起警惕，注意寻找其全身背景。有人报告，坏死性溃疡性牙周炎与机体免疫功能的极度降低有关，T 辅助细胞（CD4$^+$）的计数与附着丧失程度呈负相关。正常人的 CD4$^+$ 计数为600～1 000/mm^3，而艾滋病合并坏死性溃疡性牙周炎的患者则明显降低，可达 100/mm^3 以下，此种患者的短期病死率较高。严重者还可发展为坏死性溃疡性口炎。

艾滋病在口腔黏膜的表现还有毛状白斑、白色念珠菌感染、复发性口腔溃疡等，晚期可发生 Kaposi 肉瘤，其中约有一半可发生在牙龈上，必要时可做病理检查以证实。

如上所述，线形牙龈红斑、坏死性溃疡性牙龈炎、坏死性溃疡性牙周炎、白色念珠菌感染等均可发生于正常的无 HIV 感染者，或其他免疫功能低下者。因此不能仅凭上述临床表征就作出艾滋病的诊断。口腔科医师的责任是提高必要的警惕，对可疑的病例进行恰当和必要的化验检查，必要时转诊。

2.治疗原则

坏死性牙龈炎和坏死性牙周炎患者均可按常规的牙周治疗，如局部清除牙石和菌斑，全身给以抗菌药，首选为甲硝唑 200 mg，每天 3～4 次，共服 5～7 天，它比较不容易引起继发的真菌感染，还需使用0.12%～0.2%的氯己定含漱液，它对细菌、真菌和病毒均有杀灭作用。治疗后疼痛常可在 24～36 小时内消失。线形牙龈红斑（LGE）对常规牙周治疗的反应较差，难以消失，常需全身使用抗生素。

四、根分叉病变

根分叉病变是牙周炎的伴发病损，指病变波及多根牙的根分叉区，可发生于任何类型的牙周炎。下颌第一磨牙患病率最高，上颌前磨牙最低。

(一)病因

(1)本病只是牙周炎发展的一个阶段，菌斑仍是其主要病因。只是由于根分叉区一旦暴露，该处的菌斑控制和牙石的清除比较困难，使病变加速或加重发展。

(2)𬌗创伤是本病的一个加重因素，因为根分叉区是对𬌗力敏感的部位，一旦牙龈的炎症进入该区,组织的破坏会加速进行,常造成凹坑状或垂直型骨吸收。尤其是病变局限于一个牙齿或单一牙根时,更应考虑殆创伤的因素。

(3)解剖因素:约有 40% 的多根牙在牙颈部有釉突,有的可伸进分叉区,在该处易形成病变。约有 75% 的牙齿,其根分叉距釉牙骨质界较近,一旦有牙周袋形成,病变很容易扩延到根分叉区。在磨牙的髓室底常有数目不等的副根管,可使牙髓的炎症和感染扩散到根分叉区。尤其在患牙的近远中侧牙槽骨完整,病变局限于分叉区者,更应考虑此因素。

(二)病理

根分叉区的组织病理改变并无特殊性。牙周袋壁有慢性炎症,骨吸收可为水平型或垂直型,邻近部位可见不同程度的骨质修复。牙根表面有牙石、菌斑,也可见到有牙根吸收或根面龋。

(三)临床表现

根分叉区可能直接暴露于口腔,也可被牙周袋所遮盖,须凭探诊来检查。除用牙周探针探查该处的牙周袋深度外,还需用弯探针水平方向地探查分叉区病变的程度。Glickman 提出根据病变程度可分为四度。

1.一度

牙周袋深度已到达根分叉区,探针可探到根分叉外形,但分叉内的牙槽骨没有明显破坏,弯探针不能进入分叉区。X 线片上看不到骨质吸收(图 6-5)。

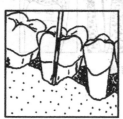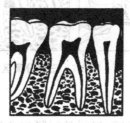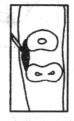

图 6-5　一度分叉区病损

2.二度

分叉区的骨吸收仅局限于颊侧或舌侧,或虽然颊、舌侧均已有吸收,却尚未相通。X 线片显示该区仅有牙周膜增宽,或骨质密度略减低。根据骨质吸收的程度,又可将二度病变分为早期和晚期。早期二度为探针水平方向探入根分叉的深度 $<3\ mm$,或未超过该牙颊舌径的 $1/2$;晚期二度病变则探针水平探入 $>3\ mm$,或超过颊舌径的 $1/2$,但不能与对侧相通,也就是说,分叉区尚有一部分骨间隔存在(图 6-6)。

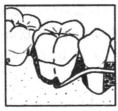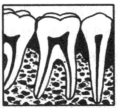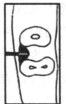

早期二度分叉病根

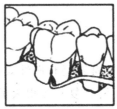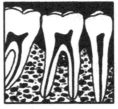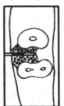

晚期二度分叉病根

图 6-6　二度分叉区病损

3.三度

病变波及全部根分叉区,根间牙槽骨全部吸收,探针能通过分叉区,但牙龈仍覆盖分叉区。X 线片见该区骨质消失呈透射区(图 6-7)。

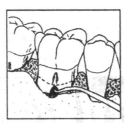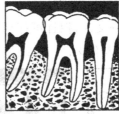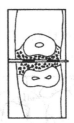

图 6-7　三度分叉区病损

4.四度

病变波及全部根分叉区,根间骨间隔完全破坏,牙龈退缩而使分叉区完全开放而能直视(图 6-8)。

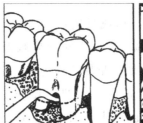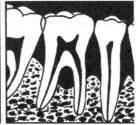

图 6-8　四度分叉区病损

以上分度方法同样适用于上颌的三根分叉牙。但由于三根分叉在拍 X 线片时牙根重叠，因而影像模糊不清。临床检查时可用弯探针从腭侧进入，探查近中分叉及远中分叉是否尚有骨质存在，或已完全贯通。藉此法来辨别是二度或三度病损。但这些检查都只能探查水平向的根分叉骨缺损。

X 线片在根分叉病变的诊断中只能起辅佐作用，实际病变总是比 X 线片所显示的要严重些。这是由影像重叠、投照角度不同及骨质破坏形态复杂所造成的。当见到分叉区已有牙周膜增宽的黑线，或骨小梁略显模糊时，临床上已肯定有二度以上的病变，应仔细检查。当磨牙的某一个牙根有明显的骨吸收时，也应想到根分叉区可能已受波及。

根分叉区易于存积菌斑，故此处牙周袋常有明显的炎症或溢脓。但也有时表面似乎正常，而袋内壁却有炎症，探诊后出血常能提示深部存在炎症。当治疗不彻底或其他原因使袋内引流不畅时，能发生急性牙周脓肿。当病变使牙根暴露或发生根面龋，或牙髓受累时，患牙常可出现对温度敏感直至自发痛等症状。早期牙齿尚不松动，晚期牙齿松动。

(四)治疗原则

根分叉区病变的治疗原则与单根牙病变基本一致，但由于分叉区的解剖特点，如分叉的位置高低、两根（或三根）之间过于靠拢等，则妨碍刮治器械的进入。根面的凹槽，骨破坏形态的复杂性等因素，使分叉区的治疗难度大大提高，疗效也受到一定影响。治疗的目标有二：①消除或改善因病变所造成的缺损，形成一个有利于患者控制菌斑和长期保持疗效的局部形态。②对早期病变促使其有一定程度的新附着，这方面尚有较大难度。

对一度根分叉病变处的浅牙周袋，做彻底的龈下刮治和根面平整即可，袋深且牙槽骨形态不佳者则做翻瓣术并修整骨外形。

二度病变牙周袋较深者不宜做单纯的袋切除术，因会使附着龈丧失，且效果不持久。此时应做翻瓣术，必要时修整骨外形，并将龈瓣根向复位，使袋变浅，根分叉区得以充分外露，便于患者自我控制菌斑，防止病变复发。若牙齿、牙槽骨的形态较好，分叉区能彻底进行根面平整，则可用引导性组织再生手术加植骨术，促使分叉处新骨形成。此法为目前研究的热点。

三度和四度根分叉病变，因分叉区病变已贯通，单纯翻瓣术难以消除深袋和保持分叉区的清洁。可将病变最严重的牙根截除或用分牙术等消除分叉区，以利患者自我保持清洁。

第四节　种植体周病

一、种植体周黏膜炎

(一)概述

种植体周黏膜炎的病变局限于种植体周的软组织,不累及深层的骨组织,类似牙龈炎。适当的治疗可使疾病逆转,恢复至正常。

(二)临床表现

(1)在种植修复体上和种植体与基台连接处有沉积的菌斑、牙石。

(2)刷牙、咬物或碰触时种植体周软组织出血。

(3)种植体周黏膜充血发红,水肿光亮,质地松软,乳头圆钝或肥大,探诊后出血,严重时可有溢脓,并可能出现疼痛。

(4)种植体不松动。

(5)X线检查显示种植体与牙槽骨结合良好,无透影区及牙槽骨吸收。

(三)诊断要点

(1)种植体周软组织红肿,探诊后出血。

(2)X线检查显示无种植体周骨吸收。

(四)治疗原则及方案

1.机械性清除菌斑

如果在种植修复体上有沉积的菌斑、牙石,种植体周黏膜探诊出血,无溢脓,探诊深度≤4 mm,则采用机械方法清除天然牙齿及种植义齿各个部分的菌斑、牙石,包括种植体颈部、种植体基台、上部结构软组织面等处的菌斑、牙石。

2.氯己定的应用

如果种植体部位探诊出血、探诊深度4～5 mm,则在机械性清除菌斑和牙石基础上,再配合使用氯己定治疗。

二、种植体周炎

(一)概述

种植体周炎的病变不仅侵犯种植体周软组织,还累及深层的骨组织,类似牙周炎。适当的治疗可阻止疾病的发展。

(二)临床表现

(1)种植体周黏膜炎的前三项症状和表现。

(2)种植体周袋形成,探诊深度较种植修复后时的探诊深度增加,探诊深度＞4 mm;种植体周袋溢脓,可能会有窦道形成。

(3)X线检查显示种植体周围牙槽骨吸收。

(4)种植体松动:病变严重者可发生种植体松动,甚至出现种植体脱落。

(三)诊断要点

1.种植体周软组织发生了附着丧失

用轻力(0.25 N)探诊时探诊深度较前次探诊时加深,种植体周软组织沟底发生了根向移位。

2.种植体周骨吸收

通过 X 线检查来观察种植体周支持骨的高度,并与种植修复体完成时骨的高度相比较,如果骨嵴顶高度降低 2 mm 以上,则为种植体周骨吸收。

(四)治疗原则及方案

(1)机械性清除菌斑。

(2)氯己定的应用。

(3)抗菌药物治疗:如果种植体部位有探诊出血、溢脓或无溢脓、探诊深度≥6 mm且 X 线检查显示有骨吸收,但骨吸收≤2 mm,应首先进行机械治疗和应用氯己定抗感染治疗,同时配合使用抗菌药物,全身给药或局部使用控释药物。

(4)手术治疗:对种植体周感染已得到控制,但骨缺损＞2 mm 者,须进行手术治疗。

(5)一旦种植体出现松动,则认为种植失败,需取出种植体,进行其他修复或考虑重新行种植修复。

第五节 牙 龈 病

牙龈病指仅影响牙龈组织而不侵犯深部其他牙周组织的一组疾病,其中牙龈炎最常见。几乎所有的牙龈疾病中均有慢性炎症存在,因为龈牙结合部总是存在牙菌斑及其他激惹因素。除炎症外,也可伴有增生、变性、萎缩、坏死等病理变化。在有些牙龈病中,炎症可以为原发和唯一的变化,如最常见的菌斑性龈炎;炎症也可以是后发生或伴发于某些全身因素所致的疾病,如药物性牙龈增生常因伴有菌斑引起的炎症而加重;有些全身情况本身并不引起牙龈疾病,但它们可改变机体对微生物的反应性,从而促发或加重牙龈的炎症,如妊娠期的牙龈炎。

一、慢性缘龈炎

慢性缘龈炎是局限于边缘龈和龈乳头的慢性炎症性疾病,无结缔组织附着丧失,没有明显的骨质破坏,X线诊断结果通常为阴性。

患者自觉症状不明显,常有刷牙、咀嚼、吮吸等引起牙龈出血的现象。最早的临床改变是牙龈颜色由粉红转为亮红,龈乳头变钝或轻度水肿。进一步发展,颜色改变更明显,患处牙龈充血发红,变为深红色乃至紫红色,表面光亮水肿,点彩消失,质地松软,龈缘变厚、圆钝,不再与牙面贴附,龈沟液的分泌增加。龈沟一般较浅,不超过2 mm,但有的部位由于牙龈的炎性肿胀,龈沟加深,此时龈沟底仍位于釉牙骨质界的冠方,附着上皮并无根向移位。加深了的龈沟与发生炎性反应的龈组织一起合称为龈袋。在龈炎中,袋的形成是由于牙龈的增生,而不是袋底的根方移位,因此称为假性牙周袋。袋上皮可有溃疡或糜烂,触诊易出血。病变范围可以是全口的边缘龈和龈乳头,也可能只影响局部牙龈。一般以前牙区最为明显,其次为上后牙颊侧及下后牙舌侧,常常在相应部位有菌斑、牙石、软垢堆积。

慢性缘龈炎是持续的、长期存在的牙龈炎症。在程度上起伏波动,常常是可复性的。组织破坏和修复同时或交替出现,破坏与修复的相互作用影响了牙龈的临床外观,因此牙龈的颜色可表现为淡红、深红或紫红色。牙龈的颜色还与上皮组织角化程度、血管密度、扩张血管周围纤维结缔组织的量、血流量及局部血液循环障碍的严重程度相关。牙龈的外形也取决于组织破坏与修复的相互作用。纤维组织大量破坏,牙龈质地软;当修复反应产生大量纤维组织,有时甚至是过量的纤维组织时,牙龈质地较硬、边缘宽而钝。因此,龈缘变钝可能是因为水肿,也可能是因为纤维增生。另外,如果牙龈组织较薄,炎症反应可能导致牙龈退缩,胶原丧失,探诊龈沟深度变浅甚至为零。

显微镜下可见菌斑及钙化沉积物沉积于牙面,并与沟内上皮相接触,龈组织内有大量浆细胞、淋巴细胞及中性粒细胞浸润,牙龈纤维组织被溶解,有时可见纤维结缔组织增生成束。结合上皮及龈上皮均增生,白细胞迁移出血管,穿过结合上皮进入龈沟。发炎的牙龈血管扩张,血管周围可见炎性细胞。超微结构的研究显示,上皮细胞的细胞间隙增大,部分细胞间联合被破坏,有时淋巴细胞和浆细胞均会进入增大的细胞间隙中。牙龈内血管周围纤维组织溶解,炎症区成纤维细胞显示退行性改变,包括明显的胞质水肿、内质网减少、线粒体的嵴减、胞质膜破裂等。这些细胞病理改变常伴随淋巴细胞的活性增高,在龈炎初期,血管周围纤维组织的丧失更易于在电镜下发现,淋巴细胞、浆细胞在胶原纤维破坏处大量存在,肥大细胞、中性白细胞、巨噬细胞也常见。

龈炎的这些改变被认为是菌斑内抗原及趋化因子造成的宿主反应。通常情况,炎症和免疫反应对宿主起到保护作用,然而在一定条件下,炎症和免疫反应也可造成宿主的损害。

在发病因子中,菌斑诱导的效应机制是龈炎病理发生的主要原因,尤其是靠近牙龈边缘处的龈上菌斑及龈下菌斑。在牙龈健康部位,龈上菌斑薄而稀疏,主要含有革兰阳性球菌和丝状菌,其中以革兰阳性放线菌居多,研究发现引起龋病的菌斑细菌与引起龈炎的菌斑细菌不一样,附着在牙冠上的菌斑主要含有能合成葡聚糖的链球菌,而附着在牙颈部的菌斑主要含有能合成果聚糖的链球菌。随着菌斑的成熟,菌斑增厚,细菌数量增多,并逐渐有革兰阴性菌定植,如韦荣球菌、类杆菌、纤毛菌等,但从总的比例来看,仍然是革兰阳性球菌、杆菌和丝状菌占优势。在近龈缘的成熟龈上菌斑的外表面上,常见到细菌聚集成"玉米棒"样或"谷穗"状,研究证实其中心为革兰阳性丝状菌,如颊纤毛菌、放线菌,表面附着较多的球菌,如链球菌、韦荣球菌。龈下菌斑厚度和细菌数目明显增加,在龈炎初期,由正常的革兰阳性球菌为主变为以革兰阴性杆菌为主,其中的粘性放线菌可能发挥着重要作用。在实验性龈炎形成过程中,菌斑中的粘性放线菌数量明显增多,比例增加,且发生在临床炎症症状出现之前。粘性放线菌借助菌毛与合成的果聚糖,可粘附于牙面,与变形链球菌有共凝集作用,产生种间粘合,聚集成菌斑,在动物实验中,粘性放线菌可造成田鼠牙周的破坏。由人类中分离的粘性放线菌已证实可造成人类和啮齿动物实验性牙周损害和根面龋。一般认为粘性放线菌是早期龈炎的主要致病菌之一,与龈组织的血管扩张充血、牙龈出血有关。随着牙龈炎症的长期存在,龈下菌斑中革兰阳性球菌和杆菌比例减少,革兰阴性厌氧杆菌的比例增加,如具核梭杆菌、牙龈卟啉单胞菌等。

除了菌斑成分对牙龈组织的刺激以外,其他的外源性和内源性因素也影响慢性缘龈炎的临床表现及发生、发展。外源性因素常见的是组织创伤和张口呼吸,牙龈的创伤一般是由刷牙或使用牙签不当、咀嚼硬物等造成,如果创伤是短暂的,牙龈可迅速恢复正常,如果创伤反复发生或持续存在,比如下颌切牙反复创伤上颌腭侧粘膜,可能导致牙龈长期肿胀发炎,甚至发展成急性龈炎。食物嵌塞或不良牙科修复体造成的慢性创伤也很常见。张口呼吸或闭唇不全者,牙龈常肿大、流血,受损区域常常与唇外形一致。内源性因素,如不良修复体、食物嵌塞等,纠正不良习惯如张口呼吸,发炎的牙龈可以在短期内恢复正常。更重要的是教会患者正确的刷牙方法,养成刷牙习惯,防止龈炎的再次发生。

二、青春期龈炎

青春期龈炎是与内分泌有关的龈炎,在新分类中隶属于菌斑性龈病中受全身因素影响的牙龈病。

牙龈是性激素作用的靶器官。性激素波动发生在青春期、月经期、妊娠期和绝经期。女性在生理期和非生理期(如性激素替代疗法和使用性激素避孕药)时,激素的变化可引起牙周组织的变化,尤其是已存在菌斑性牙龈炎时变化更明显。这类龈炎的特点是非特异性炎症伴有突出的血管成分,临床表现为明显的出血倾向。青春期龈炎为非特异性的慢性炎症,是青春期最常见的龈病。

(一)病因

青春期龈炎与牙菌斑和内分泌明显有关。青春期牙龈对局部刺激的反应往往加重,可能是激素(最重要的是雌激素和睾丸激素)水平高使得龈组织对菌斑介导的反应加重。不过这种激素作用是短暂的,通过口腔卫生措施可逆转。这一年龄段的人群,乳牙与恒牙的更替、牙齿排列不齐、口呼吸及戴矫治器等,造成牙齿不易清洁。加之该年龄段患者一般不注意保持良好的口腔卫生习惯,如刷牙、用牙线等,易造成菌斑的滞留,引起牙龈炎,而牙石一般较少。

成人后,即使局部刺激因素存在,牙龈的反应程度也会减轻。但要完全恢复正常必须去除这些刺激物。此外,口呼吸、不恰当的正畸治疗、牙排列不齐等也是儿童发生青春期龈炎的促进因素。青春期牙龈病的发生率和程度均增加,保持良好的口腔卫生能够预防牙龈炎的发生。

(二)临床表现

青春期发病,牙龈的变化为非特异性的炎症,边缘龈和龈乳头均可发生炎症,好发于前牙唇侧的牙间乳头和龈缘。其明显的特征:龈色红、水肿、肥大,轻刺激易出血,龈乳头肥大常呈球状突起。牙龈肥大发炎的程度超过局部刺激的程度,且易于复发。

(三)诊断

(1)青春期前后的患者。

(2)牙龈肥大发炎的程度超过局部刺激的程度。

(3)可有牙龈增生的临床表现。

(4)口腔卫生情况一般较差,可有错𬌗、正畸矫治器、不良习惯等因素存在。

(四)治疗

(1)口腔卫生指导。

(2)控制菌斑洁治,除去龈上牙石、菌斑和假性袋中的牙石。

(3)纠正不良习惯。

(4)改正不良修复体或不良矫治器。

(5)经上述治疗后仍有牙龈外形不良、呈纤维性增生者可行龈切除术和龈成形术。

(6)完成治疗后应定期复查,教会患者正确刷牙和控制菌斑的方法,养成良好的口腔卫生习惯,以防止复发。对于准备接受正畸治疗的青少年,应先治愈原有的牙龈炎,并教会他们掌握正确的控制菌斑的方法。在正畸治疗过程中,定期进行牙周检查和预防性洁治,对于牙龈炎症较重无法控制者应及时中止正畸治疗,待炎症消除、菌斑控制后继续治疗,避免对深部牙周组织造成损伤和刺激。

三、妊娠期龈炎

妊娠期龈炎是指妇女在妊娠期间,由于女性激素水平升高,原有的牙龈炎症加重,牙龈肿胀或形成龈瘤样的改变(实质并非肿瘤)。分娩后病损可自行减轻或消退。妊娠期龈炎的发生率报告不一,在30%~100%。国内对上海700名孕妇的问卷调查及临床检查的研究结果显示,妊娠期龈炎的患病率为73.57%,随着妊娠时间的延长,妊娠期龈炎的患病率也提高,妊娠期龈瘤患病率为0.43%。有文献报告,孕期妇女的龈炎发生率及程度均高于产后,虽然孕期及产后的菌斑指数均无变化。

(一)病因

妊娠期龈炎与牙菌斑和患者的黄体酮水平升高有关。妊娠本身不会引起龈炎,只是由于妊娠时性激素水平的改变,原有的慢性炎症加重。因此,妊娠期龈炎的直接病因仍然是牙菌斑,此外与全身内分泌改变即体内性激素水平的变化有关。

研究表明,牙龈是雌性激素的靶器官,妊娠时雌激素水平增高,龈沟液中的雌激素水平也增高,牙龈毛细血管扩张、淤血,炎症细胞和液体渗出增多。有文献报告,雌激素和黄体酮参与调节牙龈中花生四烯酸的代谢,这两种激素刺激前列腺素的合成。妊娠时雌激素和黄体酮水平的增高影响龈上皮的角化,导致上皮屏障的有效作用降低,改变结缔组织基质,并能抑制对菌斑的免疫反应,使原有的龈炎临床症状加重。

有学者发现妊娠期龈炎患者的牙菌斑内中间普氏菌的比率增高,并与血浆中雌激素和黄体酮水平的增高有关。因此在妊娠期炎症的加重可能是由于菌斑成分的改变而不只是菌斑量的增加。分娩后,中间普氏菌的数量降至妊娠前水平,临床症状也随之减轻或消失。有学者认为黄体酮在牙龈局部的增多,为中间普氏菌的生长提供了营养物质。在口腔卫生良好且无局部刺激因素的孕妇,妊娠期龈炎的发生率和程度均较低。

(二)临床病理

组织学表现为非特异性、多血管、大量炎细胞浸润的炎症性肉芽组织。牙龈上皮增生、上皮钉突伸长,表面可有溃疡,基底细胞有细胞内和细胞间水肿。结缔组织内有大量的新生毛细血管,血管扩张充血,血管周的纤维间质水肿,伴有慢性炎症细胞浸润。有的牙间乳头可呈瘤样生长,称妊娠期龈瘤,实际并非真性肿瘤,而是发生在妊娠期的炎性血管性肉芽肿。病理特征为明显的毛细血管增生,血管间的纤维组织可有水肿及黏液性变,并有炎症细胞浸润,其毛细血管增生的程度超过了一般牙龈对慢性刺激的反应,致使牙龈乳头炎性过长而呈瘤样表现。

(三)临床表现

1.妊娠期龈炎

患者一般在妊娠前即有不同程度的牙龈炎,从妊娠2~3个月后开始出现明显症状,至8个月时达到高峰,且与黄体酮水平相一致。分娩后约2个月时,龈炎可减轻至妊娠前水平。妊娠期龈炎可发生于个别牙或全口牙龈,以前牙区为重。龈缘和龈乳头呈鲜红或暗红色,质地松软、光亮,呈显著的炎性肿胀,轻触牙龈极易出血,出血常为就诊时的主诉症状。一般无疼痛,严重时龈缘可有溃疡和假膜形成,有轻度疼痛。

2.妊娠期龈瘤

妊娠期龈瘤亦称孕瘤。据报告,妊娠期龈瘤在妊娠妇女的发生率为1.8%~

5%,多发生于个别牙列不齐的牙间乳头区,前牙尤其是下前牙唇侧乳头较多见。通常在妊娠第 3 个月,牙间乳头出现局限性反应性增生物,有蒂或无蒂、生长快、色鲜红、质松软、易出血,一般直径不超过 2 cm。有的病例在肥大的龈缘处呈小分叶状,或出现溃疡和纤维素性渗出。严重病例可因巨大的妊娠瘤妨碍进食,但一般直径不超过2 cm。妊娠期龈瘤的本质不是肿瘤,不具有肿瘤的生物学特性。分娩后,妊娠瘤大多能逐渐自行缩小,但必须除去局部刺激物才能使病变完全消失。

妊娠妇女的菌斑指数可保持相对无改变,临床变化常见于妊娠期 4~9 个月时,有效地控制菌斑可使病变逆转。

(四)诊断

(1)孕妇,在妊娠期间牙龈炎症明显加重且易出血。

(2)临床表现为牙龈鲜红、松软、易出血,并有菌斑等刺激物的存在。

(3)妊娠瘤易发生在孕期的第 4 个月到第 9 个月。

(五)鉴别诊断

(1)有些长期服用避孕药的育龄妇女也可有妊娠期龈炎的临床表现,一般通过询问病史可鉴别。

(2)妊娠期龈瘤应与牙龈瘤鉴别诊断。牙龈瘤的临床表现与妊娠期龈瘤十分相似,可发生于非妊娠的妇女和男性患者。临床表现为个别牙间乳头的无痛性肿胀、突起的瘤样物、有蒂或无蒂、表面光滑、牙龈颜色鲜红或暗红、质地松软极易出血,有些病变表面有溃疡和脓性渗出物。一般多可找到局部刺激因素,如残根、牙石、不良修复体等。

(六)治疗

(1)细致认真的口腔卫生指导。

(2)控制菌斑(洁治),除去一切局部刺激因素(如牙石、不良修复体等),操作手法要轻柔。

(3)一般认为分娩后病变可退缩。妊娠瘤若在分娩以后仍不消退则需手术切除,对一些体积较大妨碍进食的妊娠瘤可在妊娠 4~6 个月时切除。手术时注意止血。

(4)在妊娠前或早孕期治疗牙龈炎和牙周炎,并接受口腔卫生指导是预防妊娠期龈炎的重要举措。

虽然受性激素影响的龈炎是可逆的,但有些患者未经治疗或不稳定可引发牙周附着丧失。

四、药物性牙龈增生

药物性牙龈增生又称药物性牙龈肥大,是指全身用药引起牙龈完全或部分的肥大,与长期服用药物有关。我国在20世纪80年代以前,药物性牙龈增生主要是由抗癫痫药苯妥英钠引起。近年来,临床上经常发现因高血压和心、脑疾病服用钙离子通道阻滞剂以及用于器官移植患者的免疫抑制剂——环孢素等引起的药物性牙龈肥大,而苯妥英钠引起的龈肥大相对少见。目前我国高血压患者已达1.34亿,心、脑血管疾病亦随着我国社会的老龄化进一步增加,最近这些疾病又出现低龄化的趋势。依据中国高血压协会的统计,目前我国高血压患者接受药物治疗者约50%使用钙离子通道阻滞剂,其中约80%的高血压患者服用硝苯地平等低价药,由此可见,钙离子通道阻滞剂诱导的药物性牙龈增生在口腔临床工作中会越来越多见。

药物性龈肥大的存在不仅影响到牙面的清洁作用,妨碍咀嚼、发音等功能,有时还会造成心理上的障碍。

(一)病因

与牙龈增生有关的常用药物有3类:①苯妥英钠,抗惊厥药,用于治疗癫痫病。②环孢素,免疫抑制剂,用于器官移植患者以避免宿主的排异反应,以及治疗重度牛皮癣等。③钙离子通道拮抗剂,如硝苯地平,抗高血压药。长期服用这些药物的患者易发生药物性龈增生,其增生程度与年龄、服药时间、剂量有关,并与菌斑、牙石有关。

1.药物的作用

上述药物引起牙龈增生的真正机制目前尚不十分清楚。据报告,长期服用苯妥英钠治疗癫痫者有40%～50%发生牙龈纤维性增生,年轻人多于老年人。组织培养表明苯妥英钠能刺激成纤维细胞的分裂活动,使合成蛋白质和胶原的能力增强,同时,细胞分泌无活性的胶原溶解酶。合成大于降解,致使结缔组织增生。有人报告药物性龈增生患者的成纤维细胞对苯妥英钠的敏感性增高,易产生增殖性变化,此可能为基因背景。环孢素A为免疫抑制剂,常用于器官移植或某些自身免疫性疾病患者。有学者报告该药会引起牙龈肥大,服用此药者有30%～50%发生牙龈纤维性增生,另有研究发现服药量>500 mg/d会诱导牙龈增生。硝苯地平为钙离子通道阻断剂,对高血压、冠心病患者具有扩张外周血管和冠状动脉的作用,对牙龈也有诱导增生的作用,约有20%的服药者发生牙龈增生。环孢素和钙离子通道阻滞剂两药联合应用,会增加牙龈增生的发生率和加重严重程度。这两种药引起牙龈增生的原因尚不十分清楚,有人报告两种药物以不同的方式降低了胶原酶活性或影响了胶原酶的合成。也有人认为牙龈成纤维细胞可能是钙离子通道阻断剂的靶细胞,硝苯地平可改变其细胞膜上的钙离子流动而影响细胞的功能,使胶原的合成大于分解,从而使胶原聚集而引起牙龈增生。

最近的研究表明,苯妥英钠、环孢素可能通过增加巨噬细胞的血小板生长因子的基因表现而诱导牙龈增生。这些药物能抑制细胞的钙离子摄入(钙是细胞内 ATP 酶活动所必需的)导致牙龈的过度生长。此外,药物对牙龈上皮细胞凋亡的影响作用不可忽视,甚至有的与药物剂量和用药时间呈正相关。这些相关凋亡蛋白的异常表达,可破坏上皮组织的代谢平衡,最终导致龈组织增生。

2.菌斑的作用

菌斑引起的牙龈炎症可能促进药物性牙龈增生的发生。长期服用苯妥英钠,可使原来已有炎症的牙龈发生纤维性增生。有研究表明,牙龈增生的程度与原有的炎症程度和口腔卫生状况有明显关系。人类和动物实验也证实,若无明显的菌斑微生物、局部刺激物及牙龈的炎症或对服药者施以严格的菌斑控制,药物性牙龈增生可以减轻或避免。但也有人报告,增生可发生于无局部刺激物的牙龈。可以认为,局部刺激因素虽不是药物性牙龈增生的原发因素,但菌斑、牙石、食物嵌塞等引起的牙龈炎症能加速和加重药物性牙龈增生的发展。

(二)病理

不同药物引起的龈肥大不仅临床表现相似,组织病理学表现也相同。上皮和结缔组织有显著的非炎症性增生。上皮棘层增厚,钉突伸长到结缔组织深部。结缔组织内有致密的胶原纤维束,成纤维细胞和新生血管均增多。炎症常局限于龈沟附近,为继发或伴发。

(三)临床表现

药物性龈增生好发于前牙(特别是下颌),初起为龈乳头增大,继之扩展至唇颊龈,也可发生于舌、腭侧牙龈,大多累及全口龈。增生龈可覆盖牙面 1/3 或更多。病损开始时,点彩增加并出现颗粒状和疣状突起,继之表面呈结节状、球状、分叶状,色红或粉红,质地坚韧。口腔卫生不良、创伤殆、龋齿、不良充填体和矫治器等均能加重病情。增生严重者可波及附着龈并向冠方增大,以致妨碍咀嚼。当牙间隙较大时,病损往往较小,可能由此处清洁作用较好所致。无牙区不发生本病损。牙龈肥大、龈沟加深,易使菌斑、软垢堆积,大多数患者合并有牙龈炎症。此时增生的牙龈可呈深红或暗红色,松软易于出血。增生的牙龈还可挤压牙齿移位,以上、下前牙区较多见。

苯妥英钠性牙龈增生一般在停药后数月之内增生的组织可自行消退。切除增生牙龈后若继续服药,病变仍可复发。

(四)诊断与鉴别诊断

1.诊断

(1)患者有癫痫或高血压、心脏病或接受过器官移植,并有苯妥英钠、环孢素、硝苯地平或维拉帕米等的服药史。一般在用药后的 3 个月即发病。

(2)增生起始于牙间乳头,随后波及龈缘,表面呈小球状、分叶状或桑椹状,质地坚实、略有弹性。牙龈色泽多为淡粉色。

(3)若合并感染则有龈炎的临床表现,存在局部刺激因素。

2.鉴别诊断

药物性龈增生主要应与伴有龈增生的菌斑性龈炎和龈纤维瘤病相鉴别。

(1)伴有龈增生的菌斑性龈炎:又称为增生性龈炎,是慢性炎症性肥大,有明显的局部刺激因素,多因长期接触菌斑所引起。增生性龈炎是牙龈肿大的常见疾病,好发于青少年。龈增生一般进展缓慢,无痛。通常发生于唇颊侧,偶见舌腭侧,主要局限在龈乳头和边缘龈,可限于局部或广泛,牙龈的炎症程度较药物性龈增生和遗传性牙龈纤维瘤病重。口呼吸患者的龈增生位于上颌前牙区,病变区的牙龈变化与邻近未暴露的正常黏膜有明显的界限。牙龈增生大多覆盖牙面的 1/3~2/3。一般分为 2 型。①炎症型(肉芽型):炎症型表现为牙龈深红或暗红,松软,光滑,易出血,龈缘肥厚,龈乳头呈圆球状增大。②纤维型:纤维型表现为牙龈实质性肥大,较硬而有弹性,颜色接近正常。临床上炎症型和纤维型常混合存在,病程短者多为炎症型,病程长者多转变为纤维型。

(2)龈纤维瘤病:龈纤维瘤病可有家族史,而无服药史。龈增生较广泛,大多覆盖牙面的 2/3 以上,以纤维性增生为主。

(五)治疗

(1)停止使用或更换引起牙龈增生的药物是最根本的治疗,然而大多数患者的病情并不允许停药。因此必须与相关的专科医师协商,考虑更换使用其他药物或与其他药物交替使用,以减轻不良反应。

(2)去除局部刺激因素,通过洁治、刮治去除菌斑、牙石,消除其他一切导致菌斑滞留的因素,并指导患者切实掌握菌斑控制的方法。治疗后多数患者的牙龈增生可明显好转甚至消退。

(3)局部药物治疗对于牙龈炎症明显的患者,除了去除菌斑和牙石外,可用3%过氧化氢液冲洗龈袋,并在袋内置入抗菌消炎的药物,待炎症减轻后再进行下一步的治疗。

(4)手术治疗:对于经上述治疗后但增生的牙龈仍不能完全消退者,可进行牙龈切除并成形的手术治疗;对于重度增生的患者为避免角化龈切除过多可采用翻瓣加龈切术的方法。术后若不停药和忽略口腔卫生,则易复发。

(5)指导患者严格控制菌斑,以减轻服药期间的牙龈增生程度,减少和避免手术后的复发。

对于需长期服用苯妥英钠、硝苯地平、环孢素等药物的患者,应在开始用药前先治疗原有的慢性牙龈炎。

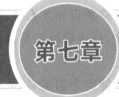

第七章　口腔种植

第一节　口腔种植的适应证和禁忌证

一、适应证

口腔种植学的发展已为各类牙齿及牙列缺失患者的修复提供了可能,且具有舒适美观及咀嚼效率高的优势。牙种植修复不仅彻底更新了传统口腔修复学的内容与概念,解决了传统修复学领域里长期难以解决的难题,如游离端缺失的修复、重度牙槽突萎缩无牙颌的牙列修复,而且成功地用于肿瘤手术上下颌骨切除后的功能性颌骨重建,用于面部器官缺失后的赝复体修复……牙种植修复几乎可以满足所有类型的牙列缺损、缺失。但当患有以下疾病,未接受适当治疗前不宜做口腔种植,如糖尿病、高血压、心脏病、骨质疏松症、传染病、癌症接受头颈部放疗及凝血功能障碍等。口腔种植并无年龄的上限,相反对于缺牙较多的老年人是一大福音。

二、禁忌证

(一)全身禁忌证

(1)高龄及全身营养过差。

(2)代谢性疾病,如软骨病、变形性骨炎等。

(3)血液病,如白血病及其他出血性疾病。

(4)结缔组织疾病,如病理性免疫功能缺陷及胶原组织的炎性变、硬皮病、舍格伦综合征、类风湿性关节炎等。

(5)种植义齿可能成为感染病灶者,如有细菌性心内膜炎病史者、心脏等器官移植者不宜种植。

（6）急性炎症感染期患者，如流感、气管炎、胃肠炎、泌尿系统感染，在感染未彻底控制期间不宜种植。

（7）在妇女怀孕期，及服用某些药物期间，如服用抗凝血制剂等，牙龈疾病发生的风险可能会增加。

（8）智力障碍患者。

（9）神经及精神疾病患者。

（10）严重心理障碍患者，精神、情绪极不稳定者。

（11）过度嗜烟、酒者及吸毒者。

（二）局部禁忌证

（1）牙槽骨存在病理性改变，如局部的残根、异物、肉芽肿、囊肿及炎症反应，应在消除上述病理性改变后再行种植。

（2）经过放疗的颌骨：由于此类颌骨内的骨细胞及血管经过放疗后都已损伤，易导致种植失败。

（3）口腔黏膜病变：如白斑、红斑、扁平苔藓及各类口炎。

（4）口干综合征：因年龄、自身免疫性疾病或长期服用药物所引起的口干、唾液流量减少等，不利于种植义齿的自洁，易导致种植体周围炎的发生。

（5）口腔卫生太差者。

（6）咬合关系异常：上下颌骨位置关系异常者，在行种植外科手术时或手术前，应先行通过正颌外科手术矫正异常的咬合关系及颌骨位置关系。

第二节　口腔种植的常用骨增量技术

充足的骨量是种植义齿获得成功的重要保证，骨缺损的存在限制了种植义齿的临床应用，采用恰当的骨增量技术是获得理想种植修复条件并扩大种植义齿适应证的有效方式。

一、引导骨再生技术

引导骨再生技术（GBR）是根据不同细胞迁移速度各异的特点，利用屏障膜阻挡迁移速度较快的结缔组织和上皮细胞，允许有潜在生长能力、迁移速度较慢的成骨细胞优先进入骨缺损区,实现新骨再生。屏障膜和骨移植材料(图7-1)的使用是 GBR 的两个关键影响因素,对于维持骨再生的稳定空间发挥着重要作用。

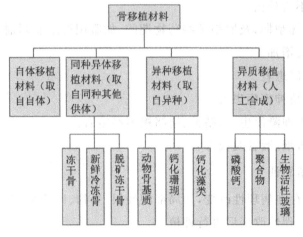

图 7-1　常用骨移植材料类型

(一)适应证

GBR 应用广泛,在全身条件许可前提下,局部适应证主要包括以下几种。

(1)术前增加种植区骨量。

(2)即刻种植时的骨缺损。

(3)种植手术中出现的骨裂开或骨壁穿孔。

(4)种植体周围炎造成的骨吸收。

(5)配合其他骨增量手术。

(二)局部风险因素

(1)未控制的牙周病。

(2)术区急、慢性感染。

(3)未控制的口腔局部病变。

(三)临床操作步骤

1.瓣的设计

植骨材料在黏膜下的无干扰愈合和软组织创口的无张力关闭是 GBR 获得成功的关键所在。骨缺损区局部增量后,牙槽嵴体积增加,通常需在唇/颊侧做骨膜松弛切口以利于创面关闭。

切口和瓣的设计应遵循口腔外科已有原则,其中包括创造一个宽基底的瓣以保证良好血供。含有两个垂直松弛切口的梯形瓣和只有一个松弛切口的角形瓣是常用的设计形式(图7-2,图7-3)。

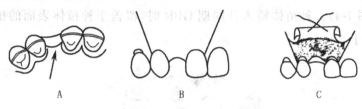

图 7-2 梯形切口设计示意

A.偏腭侧水平切口;B.垂直松弛切口;C.梯形瓣

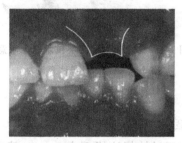

图 7-3 保留龈乳头的梯形瓣设计

2.切口设计

包括缺牙区牙槽嵴顶水平切口和垂直向松弛切口。

(1)牙槽嵴顶切口设计。①上颌:牙槽嵴顶略偏腭侧切口;②下颌:牙槽嵴顶正中切口。

(2)垂直松弛切口设计。①下颌:牙槽嵴顶切口延伸至邻牙龈沟内,转向前庭区做垂直松弛切口;②上颌:上颌前牙区是美学敏感区,是否需要增加垂直松弛切口以及切口是否需要包括龈乳头尚存争论。

由于轮廓扩增后软组织创口的无张力关闭至关重要,因此,增加垂直松弛切口常不可避免,此时,可将其设计在尖牙的远中,以免瘢痕线显露或术后通过激光手术予以去除。

保留龈乳头的切口设计,可减少邻面牙槽嵴的吸收,但是瓣太小,垂直线样瘢痕处于美学关键部位。累及龈乳头的瓣基底宽,视野清晰,血供好,但可能引起较多的邻面牙槽嵴吸收。

因此,在遵守GBR原则的基础上,切口设计可以是个性化的。

3.植入植骨材料

理想的植骨材料应具备骨传导作用、骨诱导作用和骨生成作用。但迄今尚无任何一种材料能同时满足两种以上的特性,因此有学者建议将不同的材料混合应用,自体骨屑直接覆盖于暴露的种植体表面,然后在其外侧覆盖低替代率的植骨材料(图7-4)。种植体植入并同期GBR时,覆盖于种植体表面的植骨材料厚度应不小于2 mm。

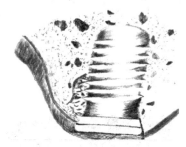

图 7-4　轮廓扩增的三层技术概念示意

二层骨移植材料(种植体表面为自

体骨屑,外层为人工植骨材料)

4.屏障膜的放置与固定

屏障膜的覆盖范围应超过缺损边缘至少3 mm,其中胶原膜放置时应平整无皱褶(图7-5)。

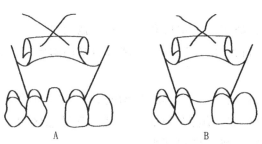

图 7-5　GBR 示意

A.植骨材料覆盖缺损区;B.覆盖屏障膜(双层膜技术)

胶原膜的固定方法:一是将膜边缘嵌入黏骨膜下方,直抵骨壁,靠黏骨膜瓣的挤压固位;二是在膜的中央穿一小孔,用种植体覆盖螺丝固定;三是用膜钉固定于邻近骨壁上。缝合时应避免膜发生移动。

5.创口关闭

(1)创缘无张力对合。通常用15号刀片在唇/颊侧瓣内进行减张缝合。

(2)避免太多缝线,缝线之间的最佳距离是2～3 mm。

(3)牙槽嵴顶切口多用5-0缝线间断单线缝合;松弛切口多用6-0缝线间断

单线缝合(图 7-6)。连续多颗牙的缺牙间隙等预计会显著肿胀的区域,应用 4-0
缝线。

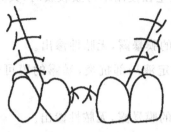

图 7-6 间断缝合示意

(四)同期 GBR 手术的决策标准

针对不同骨缺损类型,制订恰当的治疗方案。当满足以下条件时,GBR 可
与种植体植入同期进行。

(1)符合功能和美学需求的种植体的三维植入位置。

(2)种植体有一定的初期稳定性。

(3)种植体周骨缺损形态为成骨效果好的有利型骨缺损。

骨缺损的分类有多种,Vanden Bogaerde 将种植体周骨缺损分为闭合性和开
放性骨缺损,是临床判断骨缺损严重程度的一种简易方法,缺损区的剩余骨壁数
越多,骨愈合能力越强(图 7-7)。

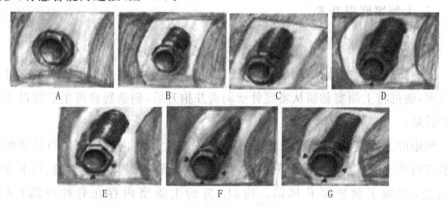

图 7-7 种植体周骨缺损分类示意

A.闭合性缺损;B.开放性骨缺损,种植体在骨面上方;C.开放性骨缺损,种
植体在骨面下方;D.开放性骨缺损,种植体与一壁骨接触;E.开放性骨缺
损,种植体与二壁骨接触;F.开放性骨缺损,种植体与三壁骨接触,位于牙
槽嵴内;G.开放性骨缺损,种植体与三壁骨接触,位于牙槽嵴外

(五)并发症及处理

GBR 的并发症主要发生在使用不可吸收膜时,其分类如下。

1.膜的暴露和感染

(1)Ⅰ类:不足 3 mm 的膜暴露,无脓性渗出。

处理:使用 0.2％氯己定液局部抗炎,暴露的膜可暂不做处理,但需每周随访,3～4 周后,将膜取出。

(2)Ⅱ类:大于 3 mm 的膜暴露,无脓性渗出。

处理:必须立即将膜取出,关闭软组织创面,并局部应用阿莫西林或头孢类抗生素。

(3)Ⅲ类:膜暴露伴脓性渗出。

处理:立即取出膜,局部清创去除感染组织,全身应用抗生素。

(4)Ⅳ类:脓肿形成,但膜未暴露。

处理:立即切开,并将膜取出,彻底清创去除感染组织,局部抗生素冲洗并配合全身用药。

2.与骨膜松弛切口相关的损伤

如眶下神经或颏孔损伤、舌下血肿等。这些损伤一旦发生,后果严重。应熟悉相关解剖结构,细心操作以充分规避。

二、上颌窦底提升术

(一)概述

上颌窦底提升术是针对上颌窦腔气化增大导致的骨高度不足所采取的骨增量技术,通过将上颌窦黏膜从窦底骨壁剥离并抬升后,创造新骨再生空间以获得所需骨量。

健康的上颌窦黏膜较薄,0.3～0.8 mm,易与上颌窦内壁剥离。当长期吸烟或患有慢性上颌窦炎时,窦黏膜性状发生改变,变薄或增厚、质地变脆、与下方骨壁粘连,增加了黏膜穿孔风险。约31.7％的上颌窦内存在骨性分隔(又称Underwood'ssepta),增加了手术操作难度和黏膜撕裂风险。

上颌窦的动脉血供来自上颌动脉(MA)发出的若干分支,其中上牙槽后动脉(PSAA)和眶下动脉(IOA)是血供的主要来源(图 7-8)。当牙槽嵴严重吸收时,血管分支距离牙槽嵴顶的距离变小(表 7-1),术中注意避免对其造成损伤。

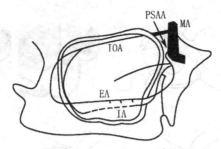

图7-8　上颌窦区血供示意（侧面观）

MA.上颌动脉；PSAA.上牙槽后动脉；IOA.眶下动脉；EA.骨外血管吻合支；IA.骨内血管吻合支

表7-1　血管距牙槽嵴顶距离与剩余牙槽骨高度之间的关系

	A+B	C	D	E
牙槽嵴至血管距离(mm)				
平均值	21.5	16	11.08	9.6
数值范围	17～27	15～18	8～15	7～12
剩余牙槽骨高度(mm)				
平均值	12.56	8.4	8	2.1
数值范围	9～20	5～10	3～7	1～4

注：A～E代表LEKHOLM和ZARB牙槽嵴分类。A.大部分牙槽嵴尚存；B.发生中等程度的牙槽嵴吸收；C.发生明显的牙槽嵴吸收，仅基底骨尚存；D.基底骨已开始吸收；E.基底骨已发生重度吸收。

在临床实践中常采用的术式为侧壁开窗上颌窦底提升术和经牙槽嵴顶上颌窦底提升术。

(二)适应证

1.局部适应证

垂直骨高度不足（通常指小于10 mm）或颌间距离过小。

2.局部风险因素

(1)上颌窦内感染（积脓症）。

(2)慢性上颌窦炎。

(3)牙源性感染。

(4)炎症或其他病理性损伤。

(5)严重的过敏性鼻炎。

(三)侧壁开窗上颌窦底提升术临床操作步骤

操作步骤如下（图7-9）。

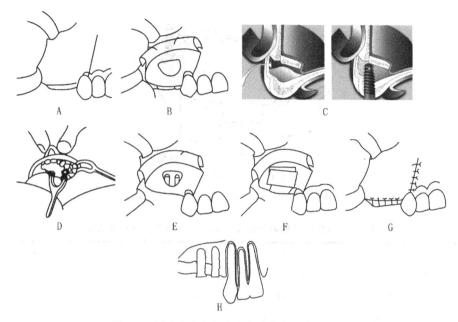

图 7-9　侧壁开窗上颌窦底提升术临床步骤示意

A.角形切口;B.侧壁开窗;C.铰链状骨瓣,提升黏膜;D.鼻通气试验;E.填入植骨材料,同期植入种植体;F.胶原膜覆盖骨窗;G.间断缝合;H.术后放射线影像表现

1.切口和瓣设计

切口设计时需考虑:翻瓣后能充分暴露术区,视野清晰;方便颊侧骨壁开窗操作;减小对局部血供的影响。

常用切口:牙槽嵴顶偏腭侧做水平切口,距骨窗边缘至少一颗牙处做垂直松弛切口,可设计为角形(图 7-9 A)或梯形瓣。当垂直松弛切口位于尖牙区时,要注意不能超过前庭沟,以免损伤眶下神经分支。

2.骨窗设计

(1)骨窗形态和范围:骨窗形态可分为边缘圆滑的矩形或椭圆形(图 7-9B)。以往开窗范围均较大,通常设计:下缘在窦底上方 2～5 mm,近中缘距上颌窦前壁约 3 mm,上缘距下缘 8～10 mm,长度约 15 mm。优点在于可使术者清楚观察到窦腔内情况,易于剥离黏膜和放置植骨材料;缺点是手术创伤大、术后反应重。在熟练操作的基础上应尽量减小开窗范围,减少损伤,缩短骨窗愈合时间。

(2)开窗骨块的处理:开窗骨块可有两种处理方式。一种是形成一个上部铰链状的骨瓣(图 7-9C),将其翻入窦腔作为新的上颌窦底。优点在于同期植入植体时,翻入窦腔的皮质骨块可成为通向上颌窦腔的屏障,防止骨屑或植骨材料进入窦腔;缺点是翻入骨瓣时,锐利的骨边缘可能会损伤窦黏膜。另一种是将开窗骨块完全取下,黏膜提升后复位或粉碎后与植骨材料混合,置入提升空间内。优点是安全、易操作。

3.窦底黏膜的提升

将窦黏膜从窦壁小心剥离并松解后,向上、向内推起,术中可通过鼻通气实验检查黏膜的完整性(图7-9D)。当黏膜与窦壁完全分离后,可看到其随呼吸节律而上下运动。窦内置入植骨材料,并根据剩余牙槽骨的条件决定是否同期植入种植体(图7-9E)。

4.关闭骨窗

可将开窗的游离骨块复位后覆盖屏障膜或直接行GBR以关闭骨窗(图7-9F)。

5.创面关闭

单线间断缝合(图7-9G)。

(四)经牙槽嵴顶上颌窦底提升术临床操作步骤

该术式的手术路径是从牙槽嵴顶进入,使上颌窦底产生微小骨折或缺损后,向上推起窦黏膜,使之与窦底骨壁分离后,置入植骨材料,或直接植入种植体。

1.切口设计

通常无须翻瓣,常用切口为牙槽嵴顶正中或偏腭侧水平切口。

2.窦底黏膜的提升

(1)Summers骨凿冲顶技术:采用Summers骨凿,敲击上颌窦底骨壁致其骨折,利用骨折骨块将窦底黏膜顶起,直至达到提升高度(图7-10)。

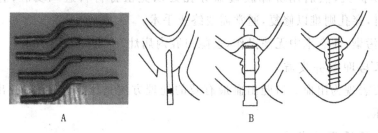

图7-10 Summers骨凿及上颌窦底冲顶示意

A.Summers骨凿;B.上颌窦底冲顶示意图

缺点:冲顶过程中产生的振荡会给患者带来不适,操作不当易导致窦黏膜穿孔。

(2)超声骨刀技术:根据超声骨刀可有效切割硬组织,但不损伤软组织的特性,利用其钻透骨壁时产生的振荡及水流的冲击力,使窦黏膜与窦底骨壁分离(图7-11)。

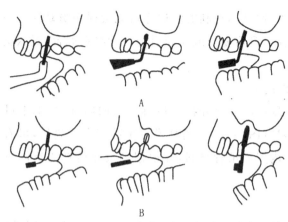

图 7-11　超声骨刀经牙槽嵴顶上颌窦底提升术示意

A.种植窝制备,超声骨刀逐步钻透上颌窦底壁止于其

下方约 2 mm;B.提升窦底黏膜,同期植入种植体

优点:减轻患者术中不适感;手术安全性和可靠性高;初学者易于掌握。

(五)并发症及处理

常见并发症分为术中并发症和术后并发症。

1.术中并发症

(1)出血:可采用加压止血或等待自然凝血。

(2)黏膜穿孔:直径小于 3 mm 时,无须处理,小心剥离穿孔周围的黏膜使其折叠即可关闭穿孔;直径在 5~10 mm 时,须将穿孔周围的黏膜剥离起来以防止裂口继续扩大,然后用屏障膜覆盖穿孔处以免植骨材料进入窦腔;直径大于 10 mm 时,穿孔则难以修复,通常需要终止手术。

(3)污染:注意术中无菌操作,去除口腔内病灶。

2.术后即刻并发症

主要表现为出血。口腔出血最有效的处理方法是压迫止血,鼻腔出血施以冷凝加压。

3.术后远期并发症

术后远期并发症包括:①窦内未成骨;②种植失败;③上颌窦炎;④口腔-上颌窦瘘。此时,需取出种植体,清除病灶后择期修复。

三、上置式植骨术(onlay 植骨术)

上置式植骨术(onlay 植骨术)是将从自体获取的游离骨块固定于骨缺损区,使之与原有牙槽骨愈合以增加骨宽度或高度的骨增量方法,其骨改建和新骨形成是一个包含骨生成、骨诱导及骨传导的复杂过程。移植骨块的来源和受植区不同,骨块吸收率也不相同,由于骨吸收常无法避免,因此适当过量植骨是必要的。

(一)适应证

1.局部适应证

对于严重的颌骨吸收和大面积骨缺损,onlay 植骨是首选方案。通常当剩余骨高度小于 5 mm,水平骨宽度小于 4 mm 时,可考虑 onlay 植骨。

2.局部风险因素

(1)尚未控制的牙周病患者或口腔卫生极差者。

(2)颌骨病理性改变,如术区颌骨囊肿、异物或感染性病灶等。

(3)病理性黏膜病变,如白斑、红斑、扁平苔藓等。

(二)临床操作步骤

1.切口和瓣设计

切口设计既要保证受植床的完全显露,又要防止植骨后软组织裂开。常用切口与 GBR 相似,垂直松弛切口需远离植骨区 5 mm 以上。

2.受植床的制备

修整受植床骨表面,并在骨皮质上钻孔,增加可游离出的成骨细胞数,加速骨愈合。

3.游离骨块的获取

供骨区的选择取决于骨缺损的外形和范围。缺损范围小,可选口内供骨区,如颏部、下颌升支、下颌骨外斜线等(图 7-12)。缺损范围大,则需选择口外供区,如髂骨、腓骨等。

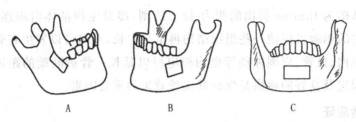

A   B   C

图 7-12　常用的口内供骨区示意

A.下颌升支;B.下颌骨外斜线;C.颏部

4.移植骨块的贴合和固定

修整游离骨块,使之与受植骨床适合并贴合。用钛钉或直接用种植体将骨块固定于受植区。在受植区与移植骨块的间隙内填塞植骨材料,表面覆盖屏障膜。

5.软组织的处理

onlay植骨成功与否,软组织的处理至关重要。常用方法如下。

(1)充分松弛黏骨膜瓣后减张缝合。

(2)利用转瓣技术或结缔组织移植。

(3)应用异体组织补片。

(三)并发症及处理

并发症分别来自供骨区和受植区。

1.供骨区并发症

主要是对邻近组织产生的影响,如术后疼痛、局部血肿、敏感度变化、感染、取骨区局部骨折等。口内供骨区中,颏部取骨的并发症发生率最高。

处理:供区并发症应以预防为主,术前给予布洛芬等止痛剂有助于缓解术后疼痛和肿胀。

2.受植区并发症及处理

(1)移植骨块污染:浸泡在碘伏中或重新取骨。

(2)伤口裂开:磨除骨块暴露部分,去除死骨,局部及全身使用抗生素抗感染,并重新关闭创面。

(3)骨块吸收:改用较短、较细的种植体或重新植骨。

四、牵张成骨术

牵张成骨(DO)是通过对骨切开后仍保留骨膜和软组织附着及血供的骨段,施加特定的牵张力,促使牵张间隙内新骨形成,以增加垂直或水平骨量的方法。其生物学基础为Ilizarov提出的张力-拉力法则,即对生物活体组织逐渐施加牵张力时产生的刺激可促使一些组织结构再生与生长,不仅可以发生在骨组织,皮肤、筋膜、肌肉、血管、周围神经等也均相应得以延长。骨折断端的距离,移动骨块的坚固固定及良好的血供是保证其成骨效果的重要因素。

(一)适应证

(1)垂直骨缺损在 10 mm 及以上者。

(2)牙槽嵴节段性缺损,尤其位于美学区时。

(3)狭窄牙槽嵴需行水平牙槽嵴牵张。

(4)骨性粘连牙或种植体的垂直向位置改变,无法通过正畸解决时。

(二)临床操作要点

1.切口设计

切口位置要考虑避免影响软组织扩张并保护血供,以确保手术的安全性和有效性。颊侧黏骨膜要充分剥离,避免损伤舌侧骨膜。常用切口为前庭切口。

2.骨切开及牵张器的安放

在预计牵引的部位行骨切开术或骨皮质切开术,并安放牵张器。前者有利于暴露术野和关闭创口;后者有利于保证移动骨块牙槽嵴顶的血供。

3.间歇期

从骨切开术后到开始施加牵张力的 5～7 天内为间歇期,目的是使切骨间隙内形成初期的骨痂组织。

4.牵张期

从牵张开始到结束,需持续 1～2 周。影响新骨形成的主要因素是牵张的速度和频率。目前临床上最常用的牵张速度为 0.8～1.0 mm/d,分 1～2 次进行。

5.固定期

上颌 4～6 个月,下颌 3～4 个月,目的是防止新生骨组织发生塌陷,保障牵张效果。种植时机常选择在牵张结束后 8～12 周(图 7-13)。

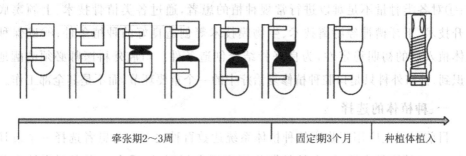

牵张期2～3周　　　　固定期3个月　　种植体植入

图 7-13　牵张成骨过程示意

(三)并发症及处理

1.术中并发症

牵张器安放困难;骨切开时损伤舌侧软组织;移动骨段或基骨骨折、牵张器干扰咬合等。此类并发症应以预防为主,完善的术前设计至关重要。

2.牵张过程中的并发症

常见牵张过程中并发症:①牵张方向不正确,主要表现为向舌侧偏移;②移动骨段吸收;③创口裂开或黏膜穿孔;④牵张器折裂等。

处理:加强抗感染措施并放慢牵张速度。

3.牵张后并发症

常见牵张后并发症:①术区感染;②成骨效果欠佳。

处理:术后使用抗生素抗感染;保持良好的口腔卫生;成骨不佳时,可通过其他骨增量方法弥补纠正。

牵张成骨术的并发症相对较多,但如果做到术前设计周密,术中谨慎操作,术后护理得当,通常可有效规避并发症的产生。

第三节　口腔种植的步骤

口腔种植成功的重要因素是口腔外科医师正确地施行口腔种植手术,为口腔修复医师与技工后期的义齿修复创造好的条件。因此口腔外科医师的重要职责是:①选择好种植手术的适应证;②选用适合于不同患者、不同缺失部位的高质量的种植体;③保证种植体植入的位置与方向正确,为后期合理的修复提供保障;④对各类骨量不足难以进行常规种植的患者,通过各类植骨技术、上颌窦底提升技术、下牙槽神经游离技术、生物膜技术等创造良好的种植条件;⑤确保种植体植入后的初期稳定性,为良好骨结合创造条件。口腔外科医师必须清醒地认识到,种植外科只是口腔种植修复治疗中的一个重要环节,而不是其全部工作。

一、种植体的选择

目前国际上应用于临床的种植体系统达数百种之多。为患者选择一个设计合理,加工精度符合要求,有较长期临床应用良好记录,适合于患者牙齿缺失部位的高质量种植体是成功种植的基本保证。

早期应用于临床的种植体可因其放置部位、所用材料、形状、表面形态的不同,分成不同类型。进入 20 世纪 90 年代以来,随着一系列基础研究和大量样本临床应用研究成果的出现,上述争论渐趋一致。目前国际上已公认以纯钛金属制成的骨内种植体是能够产生良好骨结合的种植体,其形状可为圆柱形、锥形,可带螺纹,也可不带螺纹。目前国际上主流的种植体表面为非喷涂粗糙表面,因为这样的表面处理为种植体与骨组织之间最大面积的骨结合创造了条件,不仅提高了近期种植成功率,而且可延长种植体的使用寿命(图 7-14,图 7-15)。

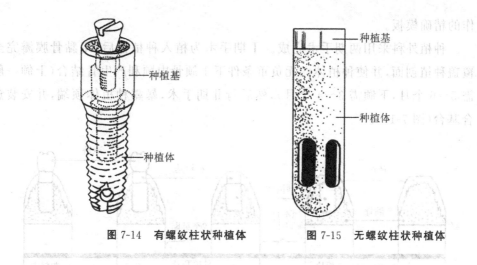

图 7-14　有螺纹柱状种植体　　　　图 7-15　无螺纹柱状种植体

二、种植外科手术的基本程序

种植外科需在严格的无菌条件下进行,操作需轻柔、准确与精细,手术应避免损伤鼻底、上颌窦黏膜及下牙槽神经管等重要结构,而且必须保证种植体安放的位置与方向正确。

为此,手术前要在排除 X 线放大率的前提下对颌骨的高度、宽度进行精确的测量。目前国际上已有专为种植修复设计的头颅 CT 软件,可精确测量上下颌骨每一部位的颌骨高度与宽度,可以用于复杂牙列缺损、缺失的诊断测量。临床上大多采用全口牙位曲面体层 X 线片来测量,但需排除 X 线片的放大率。具体做法是在每一需做种植的缺失牙部位用蜡片黏固一直径大小确定的钢球(使用 5 mm 直径钢球)然后拍片,再测量 X 线片上钢球的垂直向、水平向高度与宽度以及该部位颌骨 X 线片上的高度与宽度,使用计算公式,计算颌骨该部位的实际高度与宽度,其计算公式如下。

$$颌骨实际高度(宽度) = \frac{X 线片上颌骨测量高度(宽度)}{X 线片上钢球测量高度(宽度)} \times 钢球实际直径$$

这一测量对在靠近鼻底、上颌窦以及可能累及下牙槽神经管的部位十分重要。精确测量一方面可精确选用适当长度的种植体,合理利用颌骨高度,同时可为避免这些重要结构损伤提供精确数据。

在多个牙缺失的情况下,特别是上前牙缺失需行种植修复的情况下,为保证种植体植入的位置与方向准确,应事先由修复医师设计制作种植引导模板。手术时,外科医师严格按照模板确定的位置与方向植入种植体。此类模板可分为用透明塑料压制的简单模板,用原可摘式义齿改制的模板,或用专用金属套筒制作的精确模板。

种植外科采用两期手术完成。Ⅰ期手术为植入种植体后,用黏骨膜瓣完全覆盖种植创面,并使种植体在无负重条件下于颌骨内顺利产生骨结合(上颌一般需5~6个月,下颌需3~4个月),然后行Ⅱ期手术,暴露种植体顶端,并安装愈合基台(图7-16)。

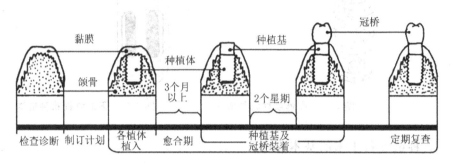

图 7-16　二次手术种植系统的治疗过程示意

种植手术的基本操作程序因不同种植体系统而不同,大体上可因冷却系统设计的不同分为内冷却系统和外冷却系统,冷却的目的是为了保证种植外科手术操作中的钻孔、扩洞、预备螺纹、旋入种植钉等过程中局部温度不超过42 ℃,从而保证骨细胞的活性不受损伤,有利于骨结合。内冷却系统即喷水装置与各种种植床预备钻头中心部位相通,操作过程中冷却水流可从钻头中心喷出,冷却效果好,可提高钻速,节省时间。目前的种植系统多采用内冷却系统。现将常规种植外科的基本程序介绍如下。

(一)第一次手术(种植体植入术)

1.手术步骤与方法

手术步骤与方法见图7-17。

(1)切口:局麻下,于两侧尖牙区剩余牙槽嵴高度一半处唇侧做一横切口,切开黏骨膜。

(2)翻瓣:用骨膜剥离紧贴骨面小心翻起黏骨膜瓣,注意避免损伤黏骨膜造成穿孔,充分暴露牙槽嵴顶,外侧达颏孔(或上颌窦前部),用咬骨钳修整骨面,去除锐利的骨嵴,注意不要过多暴露牙槽骨,以免因过分剥离黏骨膜而破坏血运,同时要保护颏神经血管束。

(3)预备种植窝:按预先设计(一般下颌双侧颏孔之间、上颌双侧上颌窦前壁之间的牙槽突可种植4~6个种植体),根据牙槽骨的骨量选择适宜的种植体及相应的系列钻头。使用种植用的高速钻(最大转速 3 000 r/min)以及用大量生理盐水冲洗,先用圆钻定位钻孔,再用导航钻、裂钻逐步扩孔,而后预备洞口处肩台。

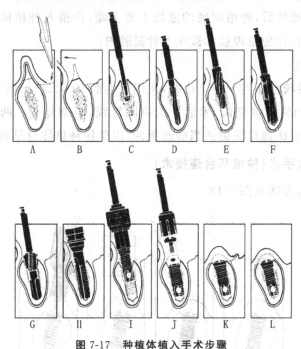

图 7-17　种植体植入手术步骤

A.切口;B.翻瓣;C～G.预备种植窝(用系列钻逐步扩大
种植窝并扩大上口);H.制备螺纹;I.植入种植体;J.旋
入覆盖螺帽;K.缝合;L.黏膜创愈合后状况

(4)预备螺纹:改用慢速钻(15～20 r/min),同样用大量生理盐水冲洗,用丝锥预备螺纹。

(5)植入种植体:将种植体缓缓植入并小心加力旋紧,避免用力过度造成骨折或破坏螺纹。用金属剥离子叩击种植体,发出清脆声响,表示种植体与其周围骨床紧密相连。确认种植体就位良好后,拧入顶部的覆盖螺帽,彻底冲洗术区,间断缝合黏骨膜,缝合时务使骨膜层包括在内,并在无张力情况下,将种植体顶部完全覆盖。

2.术中注意事项

(1)种植体之间要尽量保持相互平行,尽量避免向唇、舌侧偏斜,可用方向指示器置入已备好的种植窝内,作为定向标志杆。

(2)减少组织损伤至关重要,根据有关研究,骨组织在 47 ℃时仅 1 分钟即可造成坏死,因此,术中要用大量生理盐水冲洗降温。在预备种植窝时,应使用专用系列钻,不要过度用力下压钻头,以减少骨组织的热损伤。术中要注意保护颏神经血管束,勿穿入上颌窦、鼻底。分离黏骨膜时要适度,以免破坏血运。

(3)预备好螺纹后,种植窝底的血块不要去除,待植入种植体后再用生理盐水冲洗手术区域,以免生理盐水被压入骨髓腔内。

3.术后处理

术后嘱患者咬纱布卷至少1小时,使用抗生素10天,给予漱口水含漱,保持口腔卫生,2周内暂不戴义齿,术后7天拆除缝线,定期复查。两周后重新戴入义齿,相应种植骨床部位应做适当磨改缓冲,以免使种植体过早负重。

(二)第二次手术(种植基台连接术)

手术步骤与方法见图7-18。

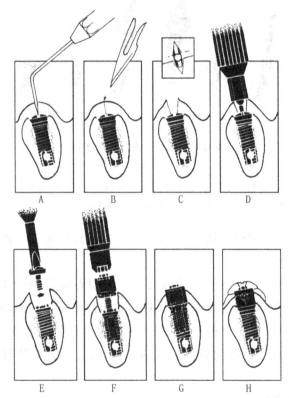

图7-18　种植基台连接术手术步骤

A.用探针探得覆盖螺帽的位置;B、C.切开黏膜暴露覆盖螺帽;D.环
形切除覆盖螺帽表面的龈组织;E.旋下覆盖螺帽;F.旋入种植基;G.
种植基与种植体连为一体;H.缝合创口、使用愈合帽

（1）根据第一次手术记录、X线片及触诊，用探针探得覆盖螺丝帽的部位。

（2）局麻下，沿着螺帽上方近远中方向切开牙龈，切口应尽可能位于螺帽中心。切口要小，长度不要超过螺帽区。

（3）用旋转切孔刀多次旋转，环形切除螺帽表面的软硬组织。

（4）用螺丝刀小心旋拧，卸下覆盖螺帽，在覆盖螺丝与种植体之间常有薄层结缔组织长入，应予以彻底清除，以免影响种植基台固位。

（5）依黏骨膜的厚度，选择适宜长度的种植基台，在固位钳的配合下，拧入种植基台，种植基台顶部应高出其周围牙龈 $1\sim 2\,mm$，以利于保持口腔卫生。旋紧种植基台，以金属剥离子叩击种植基台，听到清脆的声响，表示种植体与其周围骨床已紧密结合为一体。

（6）严密缝合种植基台之间的切口。

三、种植外科的植骨技术

实际上，在种植临床中大约 50% 的患者需采用多种植骨技术，进行骨增量术同期或二期行种植手术。

在许多上颌后牙区牙齿缺失的患者，因上颌窦的存在加之牙槽骨的吸收，使牙槽嵴顶距上颌窦底的距离小于 $10\,mm$，加之上颌后区骨质较疏松，更为种植带来不利，远期的成功率一直较低。近年来，上颌窦底提升技术的成功应用解决了这一临床难题，使这一部位种植修复的成功率大大提高。

（一）植骨类型

种植骨可分为三种不同类型，即外置法植骨、夹心面包式植骨和碎骨块植骨。外置法植骨用于较大骨缺损部位；碎骨块植骨则用于范围较小的骨缺损区或种植过程中种植体穿出等情况；而夹心面包式植骨常与骨劈开技术同时应用。根据大量临床研究，对种植骨床的基本要求是：牙槽嵴顶的宽度要大于 $5\,mm$，种植体唇腭（舌）侧至少要保留 $1.5\,mm$ 的骨壁厚度，才能保证种植体长期的成功率。当牙槽嵴顶的宽度小于 $5\,mm$，大于 $3\,mm$ 时，可采用骨劈开技术在牙槽嵴顶中央将其裂开（保证唇侧骨板不完全断裂），然后于中央裂隙处植入种植体，并在种植体周围间隙内植入碎骨块。无论是碎骨块移植，还是夹心面包式植骨，移植骨表面都应覆盖固定防止结缔组织长入移植骨块之间的生物屏障膜。生物屏障膜可分为可吸收性生物膜及不可吸收性生物膜，其作用是阻止快速生成的纤维结缔组织长入移植骨块而对成骨质量产生不良影响，因为骨细胞的生成速度远较纤维结缔组织细胞慢，生物膜的覆盖可为缓慢生成的骨细胞的生长提供良好条件。

(二)骨移植成功的基本条件

移植骨块的稳定与植骨床密切贴合是移植骨块愈合的基本条件,因此,外置法植骨,必须使用螺钉坚固内固定以保证其稳定并与植骨床密切贴合。

软组织黏骨膜瓣的充分覆盖并在无张力条件下缝合是保证骨移植成功的另一重要条件,因此,在植骨病例中,合理设计黏骨膜切口、缝合时松解软组织瓣等都是必要的。

(三)供骨源的选择

大的骨缺损常需切取自体髂骨以供移植。例如,严重吸收萎缩的牙槽嵴的重建等。

大多数情况下,自体下颌骨常常是种植骨移植最为方便的供骨区,即使是双侧上颌窦底提升、多个牙缺失的局部块状植骨、下颌骨都可提供足量的供骨,且膜内成骨的下颌骨易成活,不易吸收,骨密度高等都利于种植修复。因此,种植骨移植最好的供骨区是下颌骨。

下颌骨供骨区通常为颏部及升支外斜线部位。颏部因预备方便,视野好,更为大多数学者所首选。切取颏部骨块可使用微型骨锯、骨钻或直径 1 cm 左右的空心钻。一般仅切取骨皮质及部分骨松质。但应注意:①保留正中联合部的完整性不被破坏,否则将影响患者的颏部外形;②保证取骨部位位于下前牙根下方 5 mm 之下,不损伤颏神经血管;③遗留骨缺损部位于植入 HA 或其他人工骨,以避免术后愈合过程中粗大的局部瘢痕给患者带来不适的感觉。

(四)上颌窦底提升植骨技术

在上颌后部牙槽嵴顶与上颌窦底距离小于 10 mm 的情况下,需行上颌窦底提升植骨技术。也就是使用一系列特殊手术器械,遵照上颌窦底提升植骨技术手术操作程序,首先用圆钻在上颌窦外侧骨壁开窗,暴露其深面的黏骨膜,然后将上颌窦底的黏骨膜连同开窗面上的骨壁完整地向上颌窦顶方向掀起,以开窗面上的骨壁作为新的上颌窦底,新的上颌窦底与原窦底之间的间隙内植骨,从而增加上颌后区牙槽骨高度。

上颌窦底植骨材料最好选用自体骨。如果混合人工骨移植,人工骨的比例也不宜过大(一般不超过 50%),以免影响成骨质量。

在上颌后部骨高度大于 5 mm,小于 10 mm 的情况下,可同期行种植体植入,在其高度不足 5 mm 时,可先期行上颌窦底提升,II 期行种植手术。

上颌窦底提升植骨手术成功的保证是不损伤上颌窦黏膜。上颌窦黏膜任何小的破损都将导致这一手术的失败,因此,操作需精确仔细,术者应具有较多经验及良好外科操作技巧。如果出现上颌窦黏膜破损或撕裂,应采用生物胶粘堵或停止植骨。植骨后的创面最好覆盖生物屏障膜,以保证成骨质量。

植骨的高度取决于在完成种植后,种植体的根端有 2 mm 以上的骨组织,切不可使种植体紧贴于上颌窦底,以免种植体负重后向上颌窦内移位。

四、种植外科技术的新进展

(一)骨劈开及骨挤压

针对种植骨床局部骨量不足或骨密度较低影响种植体初期稳定性的情况,学者们开发研制了骨劈开及骨挤压技术,以及相配套的专用工具。骨劈开技术主要应用于上颌前牙区,骨挤压技术主要应用于上颌后牙区。它们共同的优点是保留了种植骨床的骨组织不丢失,又改善了种植骨床的骨质量,减少了植骨量,保证种植体良好的初期稳定性。

(二)即刻种植技术

种植修复周期较长,即刻种植大大缩短了疗程。即刻种植也就是在拔除无法保留的牙齿的同时即行种植外科手术,于拔牙窝内植入种植体。在患牙有慢性炎症或无法保证其拔牙窝处于无菌状况的情况下,也可先拔除患牙,然后翻瓣,封闭牙槽窝,1~2 个月后待牙槽窝骨壁尚未吸收,而牙槽窝已成为无菌环境时,再植入种植体。这一技术被称之为延期即刻种植。

成功的即刻种植,一方面要求拔牙操作务必不破坏牙槽骨壁,还需选择形状类似于自然牙根的锥体状种植体;此外,在种植体与牙槽窝之间的间隙内植骨,表面覆盖生物屏障膜。

即刻种植的优点是:①缩短疗程;②减少了植骨;③种植体的位置方向更接近于自然牙列;④牙龈形态自然、逼真、美学效果更佳。

(三)正颌外科与种植修复

利用正颌外科技术可为那些错𬌗、颌骨位置关系不良者提供种植修复的必要条件,而且在正颌外科手术的同时,可以同期进行种植体植入手术。

(四)功能性颌骨重建修复

因外伤、肿瘤切除等诸多原因造成的颌骨缺损与缺失,已往的重建与修复无法恢复患者良好的咀嚼功能。种植修复为这类患者提供了功能性重建的可能。

也就是说,不仅恢复其颌骨的连续性,改善其容貌,而且从恢复咀嚼功能的意义上完成其重建,从而极大地提高了这类患者的生活质量。

(五)种植体固位的颌面器官赝复体修复

颌面部器官,如眼、耳、鼻、唇、颊缺损缺失,传统的修复方法,一是整形外科手术,二是依靠眼镜架携带的赝复体修复。前者疗程长,最终效果并不理想,后者则容易脱落,常难以被患者接受。

近年来,使用种植体固位的赝复体修复为这类临床难题的解决提供了新的途径,它具有疗程短、手术简单、固位效果好、形态色泽逼真等优点,越来越多地受到患者的欢迎。

(六)牙槽骨垂直牵引技术

骨牵引成骨技术最早被用于骨科的矫治长管骨长度不足的畸形。1996年,M.Chen Hidding等报告用于牙槽骨垂直骨量不足的牵引成骨。尽管该项技术是一项正在发展中的技术,其牵引器的设计,临床应用技术都在不断地改进,但初步的临床效果显示,牙槽骨垂直牵引技术对于矫治重度牙槽骨缺损,对增加颌骨重建后牙槽突的垂直高度,提供了一种新的有效的手段,且具有以下优点:①在短期内形成自体新生骨;②避免取骨手术;③软组织包括神经亦随骨组织延长而延长;④减小植骨手术的创伤;⑤新生骨的高度可达20 mm以上;⑥并发症发生率低。

目前,牙槽骨垂直骨牵引术的不足:①牵引器成本较高;②牵引器需二次手术取出。

(七)即刻负重技术

Brānemark教授经典的当代种植学理论包括骨结合理论、微创的种植外科技术、根形种植体(相对叶片状种植体而言)及一个不受干扰的愈合期(4~6个月)。由于现代医学模式的发展,为满足患者的需求,缩短患者的缺牙时间,长期以来,众多学者都在探讨能否在植入种植体之后立即进行修复这一热点课题。然而,效果均不理想,导致高失败率。直至20世纪90年代末期,即刻修复技术趋于成熟,其基本时间定义为:在种植手术后一个月内完成上部结构修复的均可称为即刻修复。即刻修复技术的原则亦臻于成熟:①非吸烟患者;②微量植骨或不植骨患者;③螺纹粗糙面种植体;④改良的外科技术;⑤极好的初期稳定性;⑥专用于即刻修复的上部结构;⑦功能性骀接触。

现就即刻修复的几个关键技术介绍如下。

改良的外科技术,即级差技术。它不同于传统的逐级备洞技术,而是备洞较植入的种植体小一个级别,然后利用特殊设计的螺纹种植体的自攻性,将种植体植入受植床,以取得良好的初期稳定性。这就要求选择即刻修复的种植体从设计上要有良好的自攻性能。否则,植入时就会产热过大,造成骨结合失败。目前,欧洲已有多个适用于即刻修复的种植系统,如 Camlog 系统、Frialit-2 系统。

其次,即刻修复需要专用的上部基台,其既要有一定的强度,又要有可调磨性,欧洲 Camlog 和Frialit-2系统均有专用基台提供。

第四节 口腔种植的并发症及其处理

一、种植体松动

种植体松动现象的本质为种植体与其周围骨床之间未形成骨性结合,取而代之的是纤维组织包裹种植体。纤维组织无力承受负荷,且易招致感染,最终将使种植体松动。

(一)产生原因

(1)未严格遵循种植外科原则进行种植手术,手术创伤过大导致种植体和种植窝不吻合,或在愈合阶段黏骨膜穿孔,造成骨愈合不良。

(2)因修复体设计制作问题,局部负荷过重,造成种植体周围的骨质发生细微骨折和吸收。

(3)由于持续性种植体周围炎、种植体超负荷等原因,导致种植部位发生进行性骨吸收。

(二)处理

因为已松动的种植体无法行使支持功能,故应予以去除。去除之后,若剩余的其他种植体足以支持义齿,可不必再次种植。否则,可于一年后,新骨已经形成时,在原种植部位重新种植。重新种植的具体处理步骤为:①去除已松动的种植体,彻底刮除其周围的纤维结缔组织;②在无张力的情况下,用黏骨膜瓣完全覆盖种植区;③检查并调整修复体,使其力学分布达到均匀合理;④若种植区骨量不足,可考虑进行植骨。

在种植区骨量充足的条件下,可采用大直径种植体即刻原地植入。

二、牙龈并发症

(一)穿孔

在愈合阶段,覆盖种植体的黏骨膜可能会发生穿孔的情况。其原因为修复体压迫产生压疮性溃疡或缝线残留刺激肉芽组织增生。

处理:手术切除穿孔部位的牙龈,用滑行瓣修复,重新缝合,消除创面;还应注意去除造成穿孔的原因,如调整不良修复体、缓冲基托对黏膜的压迫、去除残留的缝线等。

(二)种植体周围炎

由于口腔卫生不良、菌斑刺激所致,牙龈组织尚无明显增生。

处理:在医师指导下强化口腔卫生,给予氯己定液漱口。

(三)增生性种植体周围炎

据认为是由于种植体周围缺少附着牙龈组织,牙龈袖口封闭不良,患者口腔卫生差,产生龈组织增生性炎症。

处理:选择较长的种植基台予以更换,切除多余的牙龈,注意保持口腔卫生,必要时行前庭沟成形术。

(四)瘘管形成

黏膜上的瘘口与种植基台或种植体周围的肉芽组织相通,这种情况多发生在龈组织覆盖种植基台与桥接合部的病例中。

处理:拆除桥及可疑的种植基台,梭形切除瘘管,刮除肉芽组织,仔细清洗消毒桥及种植基台,检查种植基台的密封圈,必要时予以更换,然后重新拧紧螺丝;注意保持口腔卫生。

三、机械并发症

(一)种植体折断

均为横断。若折断发生于种植体下 1/3 处,应弃用该种植体,关闭软组织,但种植体不必取出;若折断发生在种植体最上端,则可用中空钻取出剩余种植体,重新植入较大直径的种植体,或先植骨,二期种植。

(二)其他机械附件的折断

如桥体折断、锁定桥体和/或种植基台的螺丝折断等。系因种植体附件内部金相结构缺陷,负荷分布不均所致。应依照具体情况,设法取下折断物并予以修整更换,检查并去除造成负荷分布不均匀的原因。

四、其他副损伤

因种植手术前准备不完善或种植手术操作不当造成副损伤,如下牙槽神经的损伤,或种植体穿入上颌窦、鼻底等。

参考文献

［1］谢宏新.口腔医学专项技能实训教程［M］.重庆:重庆大学出版社,2022.

［2］黄元清,黎祺.口腔颌面外科学［M］.武汉:华中科技大学出版社,2021.

［3］秦晶.现代儿童口腔医学［M］.西安:陕西科学技术出版社,2021.

［4］肖严.口腔医学基础技能实训教程［M］.重庆:重庆大学出版社,2022.

［5］杜阳.口腔多学科临床思维与实践［M］.沈阳:辽宁科学技术出版社,2021.

［6］吴补领,张超,赵蕊妮.口腔健康知识宣教手册［M］.广州:中山大学出版社,2022.

［7］赵文华,梁晓棠,曲千里,等.口腔科疾病诊疗与护理［M］.成都:四川科学技术出版社,2021.

［8］卢嘉静.口腔正畸工艺技术［M］.沈阳:辽宁科学技术出版社,2022.

［9］殷悦,李轶杰,么远.口腔医学基础与临床实践［M］.郑州:郑州大学出版社,2022.

［10］李名扬.口腔医护配合操作实用流程［M］.北京:中国协和医科大学出版社,2021.

［11］谢思静,孙卫斌.口腔临床基本技术模拟训练［M］.南京:东南大学出版社,2022.

［12］王培军,吕智勇,李冀,等.口腔疾病诊疗与康复［M］.北京:科学出版社,2021.

［13］戴辛鹏.口腔专科诊疗技术与临床［M］.北京:中国纺织出版社,2022.

［14］史彦,杨健,王予江,等.口腔医学导论［M］.北京:清华大学出版社,2021.

［15］俞少杰,靳奉芹,吴晓雪.口腔科学基础理论与应用［M］.北京/西安:世界图书出版公司,2022.

[16] 杜礼安,宋双荣.口腔正畸学[M].武汉:华中科技大学出版社,2021.

[17] 王文梅,杨旭东.口腔颌面部相关综合征[M].南京:东南大学出版社,2022.

[18] 李春茹,米娜,闫嘉群,等.口腔科操作技术与疾病处置[M].北京:中国纺织出版社,2022.

[19] 应彬彬,韦宁,俞梦飞.口腔保健与常见疾病防治[M].杭州:浙江大学出版社,2022.

[20] 易建国,孙雪梅.口腔修复学[M].武汉:华中科技大学出版社,2022.

[21] 何文丹,龚斌,张敏,等.精编临床口腔医学理论与实践[M].北京:科学技术文献出版社,2021.

[22] 方贺.现代口腔科实用诊疗技术[M].北京:中国纺织出版社,2022.

[23] 吴龑,孟玲娜,望月.口腔临床操作技术与疾病治疗[M].开封:河南大学出版社,2021.

[24] 丘东海,林杭.口腔医学专业职业技能训练指导[M].北京:人民卫生出版社,2021.

[25] 董贤亮.口腔科临床诊疗技术研究[M].汕头:汕头大学出版社,2022.

[26] 林焕彩.实用口腔流行病学[M].北京:人民卫生出版社,2022.

[27] 李文鑫,于福慧,张方圆,等.实用口腔疾病鉴别诊断与治疗[M].北京/西安:世界图书出版公司,2022.

[28] 阴绪超,李春燕,吕海秀.临床口腔诊疗技术[M].长春:吉林科学技术出版社,2021.

[29] 欧平花,李翠,苏花,等.口腔疾病规范化诊治方案[M].长沙:中南大学出版社,2022.

[30] 李姗姗,杨芳.变异链球菌与白色念珠菌相互作用在龋病发生中的研究进展[J].国际口腔医学杂志,2022,49(4):392-396.

[31] 张浩筠,危伊萍,胡文杰,等.重度牙周炎患者磨牙的两种拔牙位点保存术后种植修复6年随访报告[J].中国口腔种植学杂志,2021,26(1):47-53.

[32] 王晓颖,王艳华,王变红.三种根管封闭剂结合热牙胶垂直加压技术治疗牙髓病的疗效观察[J].河北医学,2023,29(4):647-652.

[33] 李绍辉.拔牙位点保存技术对前牙口腔种植患者牙槽骨骨量及牙槽美学效果的影响[J].中国实用医药,2023,18(6):67-69.

[34] 李为,江崇英,张雷,等.微创隧道技术结合树脂充填在治疗多牙位牙龈退缩伴非龋性颈部病损中的应用[J].安徽医学,2023,44(7):823-826.